AF392944

La sclérose en plaques

Pr René Marteau

La sclérose en plaques

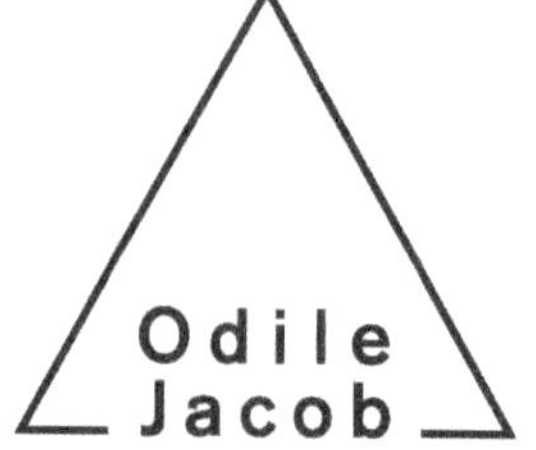

Toute maladie est un événement qui implique des échanges entre trois partenaires : le malade, son entourage, son médecin. Le mieux-être dépend de la nature de ces échanges, et de leur renforcement mutuel. On peut vivre seul sa maladie. Mais mieux vaut être trois partenaires à la combattre.

Chaque titre de cette collection se propose d'informer, aussi complètement et clairement que possible, sur une affection. Comprendre pour pouvoir dialoguer : les rapports entre le médecin, le malade, sa famille ou ses proches, en seront facilités ; leur alliance, et donc la lutte contre la maladie, renforcées.

C'est aussi un guide pratique, qui fournit les renseignements sur les aides existantes, les aspects administratifs, les adresses à connaître, en bref tout ce qui peut être utile au malade et à ceux qui l'entourent.

E. Z.

À la demande de René Marteau, les droits d'auteur seront versés à la Ligue française contre la sclérose en plaques.

Sommaire

Introduction

Le point de vue clinique

Les conséquences de la maladie : le handicap

Renseignements pratiques

Les démarches administratives

Adresses utiles

Bibliographie

Introduction

Ce guide est destiné aux personnes atteintes de sclérose en plaques, à leur famille, à leur entourage, à leur médecin. L'information y est exprimée en termes simples, et aussi peu techniques que possible. Un tel livre n'a pas la prétention d'être complet mais il aborde la plupart des sujets qui intéressent les patients ; certains de ces sujets ne concernent pas forcément toutes les personnes, puisque la maladie a des aspects évolutifs, multiples et variés, bénins ou graves.

Par son évolution fluctuante, imprévisible voire capricieuse, la sclérose en plaques provoque chez celui qui en est atteint un sentiment d'insécurité et d'angoisse : l'espoir de tous repose sur la recherche médicale et scientifique qui permettra de découvrir un jour la cause de la maladie et le moyen de la guérir. En attendant, puisque des milliers de gens sont frappés par cette affection, on se doit de leur apporter, ainsi qu'à leur entourage, une information claire et nuancée qui leur permettra de mieux comprendre certains des aspects de leur maladie et de ses retentissements qui paraissent souvent mystérieux, on pourra aussi apporter des débuts de réponse aux questions personnelles qu'ils se posent. Cette information n'élude pas les réelles difficultés provoquées par la sclérose en plaques ; en fait, le temps est fini où l'on cachait la réalité au patient de peur de l'inquiéter. Cette information au contraire sera sécurisante en permettant d'initier, si cela n'était pas déjà commencé, une prise en charge personnelle et familiale qui est le seul moyen de vivre mieux sa sclérose en plaques, ou tout simplement de la vivre.

Vivre avec la sclérose en plaques

L'expérience du malade

Qui mieux que ceux qui en souffrent peuvent nous faire comprendre la réalité de la maladie ? Laissons-leur d'abord la parole.

■ La tristesse...

« Ce matin, je fête un anniversaire. Triste anniversaire, s'il en est : douze ans, jour pour jour, que j'ai une sclérose en plaques.

« Sclérose en plaques non douloureuse, évoluant classiquement par poussées, à une fréquence de plus en plus rapprochée ces derniers temps.

« Alors, comment est-ce que l'on vit avec cette maladie, ou plus exactement, comment JE vis avec elle ?

« Après un début relativement clément (trois ou quatre ans sans canne ni appareil releveur du pied droit), je dus, la maladie aidant, m'adapter et apprendre à vivre les variations de mon état physique, variations quotidiennes, en bien ou en mal, sur fond de fatigue.

« Mais je vis, je le répète, à un rythme qui est le mien et qui, hélas, ne correspond plus à grand-chose...

« J'étais un jeune homme actif, sportif, aimant l'équitation, la pêche en torrents, les rencontres avec des amis chez les uns ou les autres, passionné de moto, etc., lorsqu'à vingt-sept ans, venant juste de terminer mes études d'ingénieur, j'ai été frappé par la maladie. Je me mis à adopter un genre de vie plutôt casanier, ne me déplaçant plus que pour aller et revenir de mon travail, plus quelques sorties le soir, où mon état s'améliore curieusement.

« Il y a environ trois ans, le bras et la main du même côté que la jambe déjà atteinte ont commencé à donner des signes de faiblesse, me rendant l'écriture puis l'habillage difficiles, pour ne pas dire plus. Mes déplacements sont devenus plus aléatoires car, qu'on le veuille ou non, le bras intervient comme organe d'équilibre au cours de la marche.

« Donc, la maladie s'aggravant régulièrement, j'ai dû m'organiser en conséquence.

« Cela commença par une recherche permanente, au cours de mes déplacements, de "points d'appui", ce qui fit que la ligne droite entre un point A et un point B ne fut plus toujours le chemin le plus rapide. La recherche de ces chemins "favorables" est devenue pour moi une obsession, m'obligeant souvent à aller repérer mes trajets. Cette maladie a pour effet principal, comme peut-être toutes les maladies invalidantes progressives, de réduire notre "espace de liberté".

« Pour moi, le maître-mot est lâché : ma vie tourne désormais autour de ce petit espace, à conserver à tout prix.

« Liberté, liberté, autrement acquise que par les fantasmes ou les rêves, voilà la clé de la survie : donc, acquisition d'un fauteuil manuel, inutilisable seul du fait de la faiblesse de ma main droite, puis récemment obtention d'un fauteuil électrique, me permettant de sortir sans aide de chez moi.

« Voilà les "pauvres" moyens dont je dispose pour avoir un semblant de vie normale.

« Mais trêve de lamentations, il y a des cas beaucoup plus graves que le mien, dans cette maladie ou dans d'autres. Je suis aidé et aimé, je crois, par ma famille et j'ai beaucoup d'amis, même si je suis devenu un peu "encombrant". Et puis, je sais encore sourire... »

■ ... Et l'espérance

« À vingt ans ma vie a soudainement basculé.

« Au gré de poussées successives, mon état physique se dégradait rapidement. Je ressentais un avilissement progressif, perdant peu à peu toute confiance en moi. Je devenais un être diminué. Il n'était plus question de croire à un avenir, je perdais mon identité propre et toute chance de progresser dans la vie m'échappait. Alerté par un article médical, je pris tout de suite rendez-vous avec mon médecin traitant pour lui faire part de ma découverte : une maladie dont les signes cliniques étaient en tous points semblables au mal qui me rongeait – la sclérose en plaques !

« Enfin le mal prenait un visage, un nom. Je n'étais plus le seul dans le royaume des angoisses. Nous étions des milliers.

« Je quittai mon médecin apaisé et soulagé.

« Le mal dont je souffrais n'était plus une fatalité. Vivre une sclérose en plaques, c'est avant tout vivre un défi permanent. Il me fallait relever ce défi : aller chaque jour jusqu'au bout de mes limites dans les situations les plus ordinaires (traverser la rue, accomplir des gestes coutumiers) ou extraordinaires, faire un exploit inhabituel, effectuer des tâches difficiles, en tout cas prendre mes responsabilités.

« Depuis 1974, durant les répits que m'offrait la maladie, j'essayais de récupérer les dégradations par une rééducation soutenue et journalière me permettant ainsi d'aborder la prochaine poussée. Au bout de dix ans, ma maladie semble être stabilisée. Je n'ai pas cessé pour autant d'être en rééducation appropriée à mon état de santé. Au contraire, ce répit est pour moi signe d'espérance.

« Pour me redonner la sensation d'exister, je veux défier mes propres limites en faisant l'ascension de l'Etna. Je pense ainsi démontrer qu'une personne atteinte de sclérose en plaques, lorsque les conditions sont requises et qu'elle a appris à moduler ses efforts, peut s'extirper de cette fausse fatalité qu'est la maladie. Je veux démontrer que chaque sclérosé en plaques est, de par sa condition, un aventurier et de ce fait a droit à la considération. Plus qu'un autre, il peut se reconnaître dans le Quichotte de Jacques Brel : "Tenter sans force et sans armure d'atteindre l'inaccessible étoile."

« Il faut le dire haut et fort : la sclérose en plaques n'est pas une fatalité. En dehors de la maladie elle-même, le sclérosé en plaques souffre cruellement d'un manque de confiance face à la vie. Au cours des années de doute et d'angoisse, de déclin et de souffrance, sa confiance est minée par la maladie. Le sclérosé en plaques dépend d'autrui, il perd sa personnalité. Mais je fais le pari de retrouver la confiance. Me voici donc membre d'une expédition qui fera de moi un messager de l'espérance, par le biais d'un film, avec l'assistance de mon frère, de mon kinésithérapeute et d'un photographe, tous motivés par cette entreprise.

« Parallèlement, je ferai moi-même des photographies montées en diaporama que je présenterai à des sclérosés par l'intermédiaire de la Ligue française contre la sclérose en plaques* organisant ainsi avec d'autres membres de l'expédition des projections-débats.

« Ce regain de confiance se concrétise par des répercussions positives sur mes troubles physiques :
– troubles de la marche amoindris,
– spasticité musculaire du sclérosé en plaques considérablement diminuée par l'apport d'un moral serein, alors que d'ordinaire le moindre effort l'accentue,
– fatigabilité repoussée,
– coordination des membres plus facile,
– etc.

« Tant de phénomènes qui m'autorisent à penser au bien-fondé de ce projet. La réussite est à celui qui se prend en charge.

« Le sclérosé en plaques, encouragé par son entourage, se doit de gagner une certaine sérénité face à la vie et retrouver, par là même, plus ou moins l'amplitude de ses gestes.

---

* LFSEP – pour les coordonnées, voir chapitre « Renseignements pratiques », en fin d'ouvrage.

« La maladie fait partie intégrante de nous-mêmes ; pour qu'elle nous respecte, il faut la respecter, en sachant moduler nos efforts.

« Comme vous avez pu le comprendre, le but moteur qui régit ma vie est de faire partager mon expérience à tous ceux qui vivent ce que j'ai vécu afin qu'ils ne désespèrent pas de redevenir eux-mêmes. »

■ Comment apprend-on que l'on est frappé par la maladie ?

Si chacun peut vivre, à sa façon, sa sclérose en plaques, il reste à envisager le retentissement de ce diagnostic sur l'individu, puis le retentissement de la maladie sur son « mental » et sur l'entourage.

Tous les témoignages concordent : la manière d'apprendre le diagnostic influence la première période de la maladie, celle qui succède au moment difficile de l'annonce que l'on est atteint de la sclérose en plaques.

Il y a une *bonne manière* : lorsqu'un médecin que l'on connaît bien, qui a déjà la confiance du patient, qui connaît ses réactions et peut estimer s'il veut savoir la vérité, fait lui-même le diagnostic et sait la présenter avec ménagement. Ceci demande du temps et nécessite plusieurs entretiens. Souvent la présence du conjoint est une aide nécessaire. Des informations écrites formulées en termes clairs peuvent être fournies, pour que le patient puisse les lire et poser les questions relatives aux problèmes qui lui paraissent les plus importants lors d'une prochaine consultation ou d'un entretien.

Le médecin doit répondre à ces questions le plus clairement possible. Il faut aussi que le malade sache que le médecin ne peut pas répondre à toutes les questions. En particulier, nous ignorons encore la cause de la maladie et le moyen de la guérir : nous ne savons que la soigner (ce qui est différent, mais n'est pas rien). Le médecin peut également conseiller au patient de voir d'autres personnes atteintes, plus anciennement diagnostiquées et qui ont déjà fait un certain parcours avec la maladie ; il peut l'orienter vers une association de sclérosés en plaques. Bien entendu, quelle que soit la façon dont l'intéressé l'apprenne, même le mieux possible, il en résulte un choc, puis une tristesse bien compréhensible, lorsque l'on apprend que cette maladie est aujourd'hui inguérissable et qu'elle risque de changer la vie de la personne qui en est atteinte.

À l'opposé, il y a une façon *très mal vécue* et *douloureuse* d'apprendre le diagnostic, c'est par un médecin qui ne se préoccupe que du problème technique. Les explications médicales et scientifiques, s'il en donne, ne sont pas toujours claires et accessibles. Cette pratique, malheureusement encore courante, va choquer profondément la personne qui est atteinte de sclérose en plaques, qui sort du cabinet de consultation la tête pleine de mots incompréhensibles, sans aucune aide. Le médecin est passé à côté de tout l'aspect humain du problème qui vient de frapper une existence ; il livre le diagnostic, comme il le devait, mais l'absence de dialogue, l'absence de participation du malade à l'orientation de ce dialogue, l'impossibilité pour lui de poser des questions, vont bloquer et peut-être pour longtemps la capacité à accepter de « vivre avec ».

Or c'est une démarche qui devrait commencer le plus tôt possible. Au moment où le médecin donne le diagnostic, il peut déjà aider le patient à amorcer le long cheminement de l'acceptation de son mal. Le médecin doit prendre conscience que le premier intéressé, le *malade*, doit *prendre en charge son propre destin.* Si c'est le malade qui pose les questions et le médecin qui y répond, c'est déjà, de la part du premier, un début de prise en main. Le médecin peut lui faciliter cette démarche ; il lui faut pour cela surmonter sa propre angoisse à dire la vérité, c'est-à-dire à avouer son impuissance à guérir. Mais il peut aider, il peut soigner, il peut conseiller. C'est énorme.

Il existe enfin des *manières indirectes* de connaître le diagnostic. La famille du malade a été prévenue par le médecin alors que l'intéressé ne le connaît pas. Du temps va s'écouler entre ce moment et le partage de la nouvelle entre famille et malade. L'expérience m'a appris que lorsque le patient apprend tardivement la cause de ce mal qu'il vit depuis longtemps, il peut en vouloir à ceux qui lui ont caché la vérité ; un malaise et une méfiance risquent de s'installer durablement, ce qui va gêner ensuite les relations entre le malade et la famille, rendant beaucoup plus difficile le processus d'élaboration qui doit conduire au « vivre avec ».

Rares en effet sont les patients qui veulent continuer à ignorer le nom de la maladie qui les frappe. Souvent ce sont ceux qui se savent trop fragiles pour faire face ouvertement à des problèmes difficiles de l'existence. Ils se replient aussi parfois dans une attitude ambivalente : ils connaissent le nom de leur maladie mais préfèrent ne pas en parler.

Le diagnostic peut être appris de façon inopinée quand le patient prend connaissance de la lettre d'un médecin, d'un dossier laissé devant lui, de documents qui ne lui étaient pas destinés mais qui tombent par hasard sous sa main. Il est probable que le patient était déjà bien près d'apprendre le diagnostic, mais dans toutes ces éventualités il veut le plus souvent en savoir plus : des entretiens sont nécessaires pour aller plus loin, connaître la maladie, son évolution et les complications qu'elle peut provoquer.

Il est clair qu'un diagnostic de sclérose en plaques ne saurait être fait à la légère. Il prend donc du temps. Il peut s'écouler une longue période durant laquelle le patient vit les symptômes, mais l'absence de signes objectifs et le résultat négatif des examens complémentaires interdisent de porter un diagnostic (nous verrons plus loin que nous disposons de moyens parfaitement sûrs qui font que le diagnostic, au terme d'un processus de recherche plus ou moins long, est définitif). Les symptômes vont et viennent. Inquiet, le malade devient angoissé, redoute une maladie grave, un cancer par exemple.

La famille peut réagir de plusieurs façons. Elle accentue l'angoisse du malade, en créant le doute dans son esprit et en insistant auprès du médecin pour que l'on continue et que l'on prolonge les examens au-delà du raisonnable. À l'opposé, elle peut douter de la gravité du mal : cette personne qui se plaint tout le temps, qui est fatiguée, mais chez qui le médecin ne retrouve rien, est-ce qu'elle ne s'écoute pas trop ? Ses troubles ne sont-ils pas surtout « psychosomatiques » ? Il y a alors risque d'une mésentente entre le patient et sa famille.

Durant cette période d'incertitude, certains malades en viennent à penser que le médecin ne veut pas dire ce qu'il connaît. C'est une raison supplémentaire de ne pas lui refuser, le moment venu, une information aussi claire et complète que possible. Le médecin peut éventuellement faire état de ses soupçons, montrer qu'il ne peut pas faire avec certitude de véritable diagnostic mais que cette suspicion de sclérose en plaques est retenue. Ce peut être l'amorce du dialogue futur, lorsque le diagnostic deviendra probable ou quasi certain. Le médecin aura déjà acquis la confiance du malade, il pourra lui parler beaucoup plus aisément et sera mieux compris.

■ Vivre en connaissant sa maladie

Un temps d'adaptation suivra la révélation du diagnostic, qui ressemble à bien des égards à une période de deuil : tout se passe comme si le patient pleurait sa santé perdue et devait s'adapter à une nouvelle identité, à une nouvelle image de lui-même et de son avenir.

Il est fréquent et bien compréhensible qu'il ait alors des sentiments très divers : l'*angoisse*, le *déni*, la *dépression*, la *colère*, la *révolte contre l'injustice*. Les réactions affectives sont normales, il ne faut ni les décourager, ni les encourager. Elles dépendent d'abord de la personnalité du sujet et de ce qui s'est déjà passé avant la maladie, du contexte familial, de l'âge du début de la maladie, de sa gravité, de la période évolutive de la sclérose en plaques, de la façon dont le diagnostic a été annoncé.

Au début, l'adaptation est parfois plus difficile lorsque les symptômes sont légers ; le patient vit dans une zone confuse, ne sait plus s'il doit se considérer comme « normal » ou comme malade. Lorsque les symptômes sont plus évidents, il est peut-être plus clair pour lui et donc plus facile d'accepter une nouvelle identité, mais il lui faut alors composer avec l'étiquette de « handicapé », ce qui est un nouvel aspect du problème.

Les sentiments négatifs aggravent en général la symptomatologie fonctionnelle et rendent la vie du sclérosé en plaques encore plus difficile. L'*imprévisibilité* de la sclérose en plaques constitue une de ses caractéristiques les plus angoissantes. Au début de la maladie, il vit avec la crainte du lendemain qu'il ignore ; de plus les symptômes varient beaucoup d'un moment à l'autre, d'un jour à l'autre, d'une heure à l'autre. On doit vivre avec ses hauts et ses bas, composer avec des poussées et rémissions et même avec l'angoisse d'une poussée future, qui ne vient pas forcément. Ces sentiments d'anxiété peuvent s'estomper dans une atmosphère familiale, professionnelle, compréhensive et adaptée. Ils nécessitent parfois un traitement spécifique, que la personne consciente de son anxiété peut demander : là encore, n'hésitez pas à en parler avec votre médecin. C'est déjà un premier traitement de l'angoisse !

■ Le déni de la maladie

La sclérose en plaques frappe de jeunes adultes. Il est habituel que ces jeunes gens ne s'attendent pas à être atteints de problèmes de santé : apprendre que l'on a la sclérose en plaques, qu'elle menace de restreindre une vie dans laquelle on prend à peine son départ, qu'elle paraît détruire les projets, briser les espoirs et les ambitions, peut être vécu d'une façon négative. Tout l'avenir est brutalement remis en question : les choses ordinaires de la vie, travailler, fonder un foyer, avoir des enfants, paraissent soudain impossibles. Il faudra du temps pour « recoller les morceaux », pour apprendre à accepter une nouvelle vie. Il est compréhensible que le déni soit un passage obligatoire quand on a appris le nom de la maladie. *Le déni est parfois utile, mais il ne doit pas durer trop longtemps, et il comprend des risques s'il apparaît secondairement.* Affirmer que la maladie n'existe pas, ne vous atteint pas, est donc une attitude fréquente et compréhensible au début de la maladie. Elle permet à certains de franchir plus facilement le stade au cours duquel la maladie n'est pas gênante ni pour le sclérosé en plaques, ni pour son entourage. C'est probablement une attitude qui permet de continuer son existence sans être obsédé par l'avenir. Tant qu'il n'y a pas de handicap permanent important qui modifie le type de vie que l'on mène, il n'y a pas d'objection majeure à lui opposer ; c'est d'ailleurs ainsi que nombre de personnes ayant une sclérose en plaques peu évolutive arrivent à vivre quasi normalement, sans changer les projets établis, et ce toute leur vie. Mais souvent la maladie s'aggrave, des personnes qui, au départ, avaient dû nier une partie de la vérité car elles ne pouvaient l'affronter, sont alors prêtes à entendre ce qu'elles avaient jusque-là refusé ; s'obstiner dans le déni ou l'adopter tard dans l'évolution, quand le handicap pose de réels problèmes, nier envers et contre toute évidence la réalité, fait dépenser beaucoup d'énergie, tant pour le patient que pour son entourage, et retarde au bout du compte le processus qui permettra d'en arriver à composer avec la maladie elle-même. Une autre attitude négative proche est la fuite dans la recherche de toutes les solutions proposées ici ou là, rapportées au patient et à son entourage par des amis bienveillants qui ont entendu que..., ont appris que..., dans tel endroit, ou par telle méthode, la guérison était assurée. Cette détermination à ne pas lâcher prise, à ne pas abandonner, aide certains sclérosés en plaques à mieux supporter la maladie *momentanément* ou *passagèrement,* mais il faut nettement indiquer que cette recherche est illusoire et que si elle s'éternise elle devient un combat désespéré et irréaliste. D'ailleurs, le patient résiste souvent à son entourage : il subit l'influence des parents, des amis, il supporte difficilement d'être ainsi conduit passivement à droite et à gauche, d'être considéré comme un objet de la part de proches qui ne tiennent pas compte de son avis. Quand il constate que ce chemin est vain et illusoire, s'il réalise que la recherche d'un nouveau et encore d'un nouveau traitement n'apporte que de nouvelles déceptions, il peut prendre brusquement conscience de ce qu'il doit faire de lui-même. Sans quoi un tel combat aura été extrêmement vain : le malade aura perdu beaucoup de temps, il n'aura pas avancé dans ses réflexions, et l'impossible guérison lui sera devenue une obsession, un obstacle à l'acceptation de la maladie. Refuser de « vivre avec », c'est-à-dire de s'adapter aux modifications qui lui permettront d'assumer son existence, n'est bon en aucun cas.

■ La dépression

La dépression peut également apparaître chez certains, pour de multiples raisons, et en particulier parce que la maladie est chronique et que l'on ne sait pas la guérir. L'incertitude de l'avenir, dépendant de facteurs qu'il ne connaît pas et qu'il ne peut contrôler, la hantise d'une nouvelle poussée, l'apparition et la peur de voir arriver, il ne sait quand, un handicap fonctionnel permanent, tout cela peut conduire à la dépression, paralyser la volonté et l'envie de lutter. Tout devient impossible.

Parler de sa dépression n'est pas facile. Il faut d'abord se convaincre que l'on est vraiment déprimé : il est bien normal d'avoir des idées noires, les amis et la famille, parfois le médecin, servent aussi à s'en soulager ! Ceci peut suffire à aller mieux, à ne pas ajouter au handicap physique, certes frustrant, une infirmité psychique importante, un refus de vivre, un refus d'accepter et de s'adapter. Mais lorsque le sentiment de dépression est profond, le patient doit avec l'aide de son entourage amorcer le dialogue avec un médecin.

Si le patient a perdu d'anciennes capacités, il peut prendre conscience qu'il en conserve d'autres. Il peut en développer certaines auxquelles il n'avait pas pensé auparavant. Un horizon différent s'ouvre à lui, qui peut certes être vécu de façon dramatique, mais qui peut valoir celui qu'on a abandonné. Le dialogue apporte déjà quelques motifs de réconfort. Mais en tous les cas, sachez que (plus encore que l'anxiété) la dépression se soigne : psychothérapie ou médicaments, vous pouvez en parler avec votre médecin qui vous adressera éventuellement à un psychiatre. Vous ne devez pas le redouter : il peut vous apporter un grand soulagement.

L'installation dans une dépression chronique est possible et s'observe parfois. Elle doit pouvoir être évitée, ce qui demande de la part de la personne atteinte, de l'entourage et des médecins, un travail constructif en commun. C'est tout un cheminement progressif qui doit être fait, mais qui implique que le sujet atteint ne se fixe pas sur les pertes qu'il vient d'éprouver, qu'il s'appuie sur ses possibilités psychiques et physiques présentes. Cette adaptation est à faire jour après jour, mois après mois, et elle n'est pas toujours facile. Des moments de découragement peuvent survenir en fonction de l'évolution, mais les choses se réajustent. Les activités auxquelles il attachait beaucoup d'importance peuvent lui paraître futiles après avoir été abandonnées. Une nouvelle vie relationnelle s'élabore, un nouveau rythme de vie. Le patient a peut-être perdu certaines de ces anciennes capacités ; mais il en a conservé auxquelles il ne pense pas tout de suite. Il ne doit surtout pas douter de la considération de ses proches, il doit continuer à s'aimer lui-même pour que les autres puissent l'aimer.

■ La solitude

À l'opposé de l'attitude du déni, on observe chez certains patients une attention quotidienne très poussée à leurs symptômes, avec leurs difficultés, alors que les gens qui les entourent – le conjoint, la famille, les amis – observent cela du dehors et le vivent de façon tout à fait différente. Ainsi peut s'élever une *barrière* entre la personne atteinte de sclérose en plaques et le monde extérieur : elle pense que son entourage ne peut pas comprendre ce qu'elle éprouve. Bien sûr, chacun fait de son mieux pour l'aider, mais il arrive qu'elle préfère finalement une certaine retenue, que le conjoint ne fasse pas tant d'efforts, mais accepte simplement l'incapacité de comprendre réellement ce que l'on ne peut pas vivre. Cette réaction incite les personnes atteintes de sclérose en plaques à vouloir se réunir avec d'autres patients, qui partagent les mêmes problèmes et s'entendent à demi-mot. L'objet de ces réunions n'est pas uniquement d'évoquer les manques que la maladie provoque chez eux, mais de trouver des solutions qui leur soient propres. Ceci a du bon dans la mesure où ces sclérosés en plaques qui se réunissent veulent prendre le *contrôle* de leur existence, peuvent discuter entre eux et comparer les moyens qu'ils ont à leur disposition pour organiser leur vie, en fonction de ce qu'ils gardent comme possibilités.

■ Les rapports entre le patient et son médecin

Après que le diagnostic de sclérose en plaques a été fait par le médecin, il s'établit entre lui et son patient de nouveaux rapports. C'est un moment où la personne atteinte de sclérose en plaques peut essayer de mettre à l'épreuve son médecin, savoir s'il est à l'aise pour parler de sa maladie. Il est des préceptes à observer : les rapports malade-médecin sont des rapports professionnels ; ils doivent répondre aux besoins du patient. Il faut éviter que le patient, qui se sent vulnérable, modifie ses relations avec le médecin, il faut qu'il comprenne qu'aucun médecin n'a toutes les réponses à ses questions, et en particulier qu'il ne connaît pas l'avenir de la maladie. Il est certain que des malades sont quelquefois agressifs avec leur médecin : il est la cible la plus commode dans les maladies chroniques incurables. Si la communication se passe bien entre le malade et le médecin, ce dernier pourra apprécier les besoins de la personne qu'il soigne. Le médecin doit comprendre qu'une consultation peut être nécessaire simplement parce qu'elle permet le dialogue. Le médecin sait qu'il n'y a pas de guérison, le malade dans son for intérieur le sait également, mais ne l'admet pas immédiatement. Le patient qui a une sclérose en plaques ne sait pas nécessairement quel poids attacher aux symptômes qu'il ressent ; le patient attend du médecin une explication, à propos par exemple de la fatigue, de la douleur, des sensations bizarres qu'il ressent, des problèmes de la vue. Le médecin ne pourra répondre à toutes les questions du malade ; mais il est important de lui parler, pour prendre la juste mesure des problèmes. En ce qui concerne les nouvelles thérapeutiques, c'est le médecin, qui a la confiance du malade, qui peut se renseigner et lui éviter de tomber dans les pièges de charlatans trop heureux d'exploiter le désespoir de personnes atteintes de maladies inguérissables, auxquelles ils proposent les mêmes illusions, en général onéreuses, quelle que soit leur affection : du cancer, lupus ou sclérose en plaques.

Il est certain que tous les médecins ou tous les neurologues ne sont pas préparés à ce genre de dialogue. Le problème purement technique ou scientifique posé par la maladie les occupe plus que les soins patients et attentifs qu'il faut déployer pour rassurer et informer le malade. Ils peuvent avoir le sentiment que « cela ne sert à rien »… et prend beaucoup de temps. Le malade comprend d'ailleurs rapidement si le médecin qu'il vient consulter est capable d'assumer une telle prise en charge, ou ne peut simplement que traiter le problème technique. Quand le malade a trouvé le médecin qui lui convient il est préférable de ne pas en changer. C'est en général le signe d'une trop grande vulnérabilité aux « informations » reçues des uns et des autres, et donc d'une crise de confiance, d'un refus du diagnostic et de son corollaire : l'incurabilité. Changer fréquemment de médecin c'est refuser que la maladie ne se guérisse pas, c'est rechercher une guérison que la médecine officielle ne peut pas donner. C'est donc un refus d'accepter l'inévitable, qui rend le patient de plus en plus désespéré et fait de lui la proie facile d'un guérisseur. Marchands d'illusions et de recettes miraculeuses ne manquent pas, dont souvent les patients crédules acceptent n'importe quelle théorie, ou n'importe quelle tentative de traitement, qui ne peut que les conduire à de nouvelles déceptions et de nouvelles frustrations. Si le patient a la volonté de conserver de bons rapports avec son médecin, il doit observer des règles de conduite : éviter de l'agresser, car le médecin n'est pas responsable de la maladie, être ponctuel à ses rendez-vous, préparer les consultations, les questions qu'il va poser. Lors de la consultation, il devra noter les réponses pour éviter de les poser plusieurs fois. La sclérose en plaques est une maladie longue, complexe ; l'aide et la compréhension d'un médecin, de celui que le patient a choisi pour être « son » médecin, sont essentielles, en particulier aux moments difficiles : les poussées, les complications, les premières manifestations dures à supporter comme l'incontinence, les recours devenus inévitables à la canne puis au fauteuil roulant qui peuvent faire surgir autant de problèmes émotifs que physiques. Lorsque se manifestent des problèmes sexuels, d'origine physique ou psychologique, les entretiens avec le médecin habituel qu'il connaît bien s'avèrent nécessaires ; la famille a aussi besoin des informations du médecin, par exemple pour juger de la nécessité et connaître les contraintes d'un séjour dans une maison spécialisée, et pour toutes les décisions importantes à prendre, par exemple une éventuelle grossesse. Ce rôle de conseiller est le plus subtil et peut être le plus utile pour le médecin qui soigne la sclérose en plaques : la qualité de l'écoute permet au malade d'exposer ses problèmes, dont la solution lui vient progressivement à l'esprit et il obtient des renseignements précis, même s'ils sont parfois partiels.

Le médecin étant l'allié nécessaire et obligé du patient et de sa famille, si les rapports sont bons dès le départ, ils vont le rester tout au long de la maladie et des besoins que crée celle-ci au fur et à mesure de son évolution. Si l'annonce du diagnostic s'est mal passée, le risque est grand d'une remise en question du rôle du médecin par le malade ; il est probable que ce dernier ira chercher ailleurs un autre médecin, supposé mieux comprendre les problèmes et les besoins psychologiques particuliers des personnes atteintes de sclérose en plaques. Les personnes atteintes de sclérose en plaques peuvent être difficiles à traiter, mais le refus de prendre en compte les réactions du patient et de sa famille à une maladie qui les inquiète et qui les déroute ne peut qu'aggraver la situation. Que le patient questionne le médecin, que celui-ci l'écoute, lui réponde, que le patient tienne compte de ces réponses, à partir desquelles il pourra prendre les décisions nécessaires à sa propre prise en charge. Seul un véritable « travail d'équipe » entre le médecin, le patient, sa famille, le kinésithérapeute, la personne qui donne des soins, permettra de minimiser les complications de la maladie et de rendre à l'individu son potentiel maximum, car ces besoins sont reconnus, clairement exprimés et écoutés par l'entourage. C'est la condition d'une meilleure autonomie.

L'impact sur l'entourage

Certaines familles ont connu la maladie dont souffrait leur proche avant que ce dernier soit lui-même averti. Ce peut être un cruel dilemme pour l'entourage de vivre avec ce secret : « Faut-il cacher le diagnostic ? Faut-il le dire ? » Et si oui, quand et comment ?

Ce qui conduit la famille à garder pour elle le secret est en général la peur de penser que si le patient apprend le diagnostic, il en sera très affecté et que ceci va l'aggraver. Mais elle peut aussi se sentir coupable d'un manque d'honnêteté et de franchise. Plus le temps passe, plus il devient difficile de rompre le silence. Pour le conjoint en particulier, cela peut devenir un fardeau intolérable, qui l'oblige, faute de s'expliquer et de pouvoir « avouer », à prendre ses distances. Cette attitude du secret est plus fréquemment observée quand ce sont les parents qui apprennent le diagnostic et que la personne atteinte de sclérose en plaques est très jeune : le jeune adulte est conduit de médecins en médecins, pour essayer de trouver une solution introuvable. Si on révèle le diagnostic, est-ce que cela ne sera pas pire ? Et l'on voit ainsi des jeunes patients perdre de plus en plus confiance en eux-mêmes, puisqu'ils sentent qu'ils ne vont pas bien et finissent tôt ou tard par se rendre compte qu'on leur cache quelque chose.

Personne ne peut dire quelle est la bonne décision ni pour le conjoint, ni pour la famille ; mais ce peut être une aide de savoir que la plupart des personnes atteintes de sclérose en plaques le découvriront un jour. Certaines personnes atteintes de sclérose en plaques sont heureuses de ne pas l'avoir su au commencement, d'autres au contraire se sentent dupées si elles apprennent qu'un de leurs proches a connu le diagnostic pendant un certain temps sans le dire. De toute façon, on ne pourra envisager de traiter véritablement la maladie qu'*ensemble,* après que malade, conjoint, famille ont su et accepté le diagnostic.

■ L'entourage immédiat

La vie de la famille (conjoint, parents, enfants, les plus proches) va être changée du fait de l'apparition et de l'installation d'une maladie chronique ; outre les difficultés physiques qu'éprouve la personne atteinte de sclérose en plaques, vont apparaître au premier plan les problèmes affectifs qu'elle éprouve, soit la dépression, soit la colère, soit le déni, soit l'angoisse. Présents à ses côtés, les parents, le conjoint doivent vivre en *s'adaptant à la réalité quotidienne.* Tout n'est pas facile et chacun a sa personnalité propre, le conjoint a ses sentiments personnels, les parents leurs habitudes, les patients les leurs.

On peut envisager différents problèmes qui vont se poser : sans les envisager tous, on peut poser des questions et y réfléchir.

Dès l'annonce du diagnostic, un des problèmes les plus difficiles à résoudre et les plus troublants pour tout le monde est l'incertitude de l'avenir : cette incertitude fait partie de la réflexion dès le départ puisque l'évolution est imprévisible et l'on sait que pour vivre la maladie il faut s'adapter. Bien que le futur ne puisse être prévu exactement, bien que les projets établis et les plans ne se réalisent jamais tout à fait comme ils avaient été envisagés, la meilleure attitude consiste à ne pas permettre à l'incertitude du lendemain de dominer sa vie. Le conjoint, les parents et le patient doivent faire de cette incertitude un véritable « challenge » et certains peuvent y découvrir des bénéfices insoupçonnés.

Beaucoup de conjoints ou de parents se demandent si la sclérose en plaques change la personnalité de celui qui en est frappé. Il n'y a pas de réponse tout à fait nette à cette question ; les lésions de la maladie peuvent provoquer des altérations, des émotions, du fonctionnement intellectuel, qui donc affectent la personnalité. Ces symptômes vont et viennent de la même façon que d'autres signes de la maladie, mais la personnalité de base reste la même. La sclérose en plaques est un événement de vie tout à fait considérable et il est compréhensible que sa survenue puisse exagérer un aspect de la personnalité caché auparavant et qui va se manifester dans un sens négatif ou positif. Le conjoint et les parents vont être exposés aux problèmes affectifs du malade. Bien entendu dans certains cas il faut supporter la détestable humeur de la personne atteinte, tout en essayant de la comprendre et de l'aider. Cependant, il est difficile de se montrer gai ou parfaitement heureux si l'on est saisi par la crainte et l'anxiété. Pour le conjoint en particulier, être toujours optimiste est difficile et ce peut devenir même impossible et intolérable au bout d'un certain temps. Quant à la personne atteinte de sclérose en plaques, elle peut interpréter cet optimisme de principe comme une méconnaissance de ses problèmes.

« Faut-il cacher ses sentiments ? »

On peut parfois croire qu'il vaut mieux cacher ses propres sentiments, ses propres pensées en particulier, quand elles sont tristes et négatives comme la colère, l'irritation quotidienne qui apparaît dans toutes relations, même en dehors de la sclérose en plaques. Mais on doit pouvoir reconnaître que ce sentiment est dû à la maladie et à l'adversité et qu'il ne vise que celui qui en est atteint ! On conçoit qu'il y ait une certaine culpabilité à évoquer franchement de sombres pensées comme : « Qu'est-ce qu'il deviendrait ou elle deviendrait si je mourrais avant lui ? Qui s'occuperait de lui ou d'elle ? » Mais assez souvent les personnes malades ont les mêmes angoisses, elles se demandent qui continuerait à les aider si leur entourage immédiat disparaissait, ou si leur état s'aggravait. Donc cacher ses sentiments peut établir une véritable barrière entre le patient et ceux qui l'ont en charge. Aussi peut-il être de bonne méthode de parler ensemble des sentiments que l'on éprouve, même s'ils sont négatifs. En effet, ne pas savoir ce que pense l'autre, essayer de deviner amène à se tromper et peut créer des problèmes supplémentaires. Se contenir tout le temps et laisser ses problèmes s'accumuler, s'envenimer même, ne peut pas durer longtemps sans éclats. Certains ménages ont besoin de querelles et d'éclats, mais les émotions fortes peuvent être mauvaises pour les malades. Comme toute épreuve, la maladie est un profond révélateur de la qualité des sentiments. Il est tout à fait vrai que la peine et l'anxiété partagées sont plus faciles à porter. Faire face aux problèmes ensemble, même si on ne les vit pas de la même façon, permet d'arriver à un meilleur résultat.

Les patients et l'entourage immédiat peuvent avoir besoin d'une aide extérieure. Quand les problèmes paraissent difficiles à résoudre, excessifs quand on a du mal à exprimer ses sentiments ou qu'on les juge insupportables, il vaut mieux parler de ses problèmes au médecin ou à d'autres professionnels, psychologues, infirmiers, kinésithérapeutes qui sont plus habitués et ont essayé d'aider d'autres personnes dans des cas analogues. Leur exposé devrait les situer à la vraie place ; et l'aide d'une tierce personne peut toujours être utile.

■ Comment aider une personne atteinte ?

Dans les années du début de la maladie, les patients n'ont pas besoin de beaucoup d'aide sur le plan pratique. Il leur faut plus de temps pour accomplir les mêmes tâches, mais en fin de compte, la plupart des sclérosés en plaques sont parfaitement capables de poursuivre leurs activités presque normalement. Progressivement, certaines choses ne pourront plus être faites aussi facilement qu'auparavant, d'autres seront abandonnées ; ceci a des conséquences pratiques et affectives pour tous ceux qui sont concernés.

Devenir maladroit ou handicapé peut rendre le sclérosé en plaques frustré et coléreux, il perd la confiance en lui-même, il peut vivre comme une humiliation de demander de l'aide pour les tâches quotidiennes comme s'habiller, manger, faire sa toilette et cela est difficile aussi pour la personne qui l'assiste. Comment la personne atteinte de sclérose en plaques peut-elle demander de l'aide ? Comment son entourage peut-il proposer de l'aide ? Qui doit faire le premier pas ? Est-ce qu'on doit l'aider et faire tout à sa place ? Faut-il au contraire l'inciter à faire le plus possible par lui-même et ne lui apporter de l'aide que quand il ne peut pas y arriver ? Toutes ces questions se poseront à ceux qui vivent avec un sclérosé en plaques devenu dépendant d'eux pour les actes quotidiens de l'existence. Si le patient attend trop d'aide de son entourage, s'il laisse les personnes qui le soignent faire davantage et plus pour lui, il en arrive à éprouver qu'il ne peut plus rien faire par lui-même. Il abandonne et se laisse aller. Il est difficile d'apprécier pour l'entourage la fatigue et l'épuisement pourtant bien réels que peut ressentir la personne atteinte de sclérose en plaques. Peut-elle faire plus ou moins au moment où on l'aide ? On en vient à se demander s'il « ne pourrait pas essayer d'en faire davantage » ou si « je dois le pousser à aller plus loin ». Pour la personne atteinte de sclérose en plaques, essayer d'en faire trop et refuser de l'aide c'est exprimer son refus de dépendre de quelqu'un d'autre : cela inhibe sa liberté et semble supprimer son indépendance, aussi bien matérielle qu'affective. C'est une situation peut-être aussi difficile pour ceux dont elle dépend...

Il n'y a pas de solution facile à tout cela. Les sclérosés en plaques et leur conjoint ont à mettre en balance d'un côté les besoins d'une aide physique et affective et de l'autre les besoins d'indépendance. Accepter de faire des choses différemment d'autrefois est difficile. Tout le monde commet des erreurs, aussi bien celui qui est soigné que celui qui soigne. Apprendre comment et quand donner son aide est difficile, mais arriver à accepter gracieusement l'aide nécessaire est également dur. Certaines personnes qui soignent suggèrent qu'il faut attendre que la personne sclérosée en plaques le demande, mais ceci n'est pas valable pour tous, car certains sclérosés en plaques ne demanderont jamais. D'autres disent que l'entourage doit être très patient et encourager le sclérosé en plaques à faire autant que possible, en retardant leur aide jusqu'au dernier moment. Là encore, cela convient à certains, pas à tous. Utiliser les cannes, les cannes anglaises, le fauteuil roulant, c'est-à-dire se reconnaître handicapé et dépendant est un moment important dans l'acceptation de la maladie. Ceci ne se fait pas facilement, il y faut du temps, il faut aussi beaucoup de courage. Parfois le fait de voir d'autres personnes bénéficier des avantages de telles aides conduit le patient atteint de sclérose en plaques à mieux tolérer l'idée que, par exemple, il lui faut un fauteuil roulant. Utiliser de telles aides, dépendre de ces aides mécaniques c'est en réalité acquérir beaucoup plus d'indépendance et d'autonomie. Mais on ne peut le comprendre que de l'intérieur...

Beaucoup plus difficile encore est de maintenir la confiance en soi-même. La personne atteinte de sclérose en plaques a besoin d'être rassurée de multiples façons, il faut l'encourager à se prendre en main, essayer de maintenir sa dignité et le respect d'elle-même, lui montrer ce qu'elle apporte à la personne qui l'aide car souvent son comportement est une leçon de caractère.

■ S'adapter aux changements de rôles

La vie va devoir s'organiser différemment et les membres de la famille, du fait même de la sclérose en plaques, vont changer de rôle. Celui qui est frappé de la maladie, que ce soit l'homme ou la femme, ne pouvant continuer à occuper ses fonctions, d'autres membres de la famille, la plupart du temps le conjoint, doivent y pourvoir. C'est difficile pour le patient d'accepter, et particulièrement pour les personnes qui ont une vue traditionnelle du rôle respectif du mari et de la femme. Tout ceci varie avec chaque couple, mais certains disent qu'aborder le problème de façon personnelle et directe les a beaucoup aidés. Untel pense que son assistance au patient, c'est-à-dire le rôle d'infirmier, doit être faite à la manière d'un professionnel ; il remplit ce rôle comme si c'était un métier. Un autre dit au contraire que s'il arrive à faire tout ce qu'il fait pour son conjoint c'est justement parce qu'ils sont mari et femme, ou éventuellement mère et enfant. Il faut essayer que la personne atteinte de sclérose en plaques ait des responsabilités adaptées à ses moyens. En effet, se sentir inutile est encore plus difficile à vivre, quel que soit l'état de la personne atteinte. Des occupations sont indispensables. Bien entendu, on ne peut pas prétendre que tout le monde se sente parfaitement heureux dans cette situation, surtout si les tâches confiées ne coïncident pas avec l'idée qu'on se faisait de son rôle dans le ménage ; mais en fait la plupart des gens se sentent mieux : contribuer à l'activité du ménage les valorise. Les enfants également peuvent changer de rôle dans la famille selon les besoins, mais ce changement de rôle peut être à l'origine de conflits.

Il arrive donc que la personne qui s'occupe du patient soit de plus en plus chargée de travail ; il faut qu'elle puisse tenir le coup afin de mener à bien sa tâche. Ceci nécessite un équilibre à la fois sur le plan physique, et sur le plan moral.

■ Comment, avec le changement de rôle et le surcroît de travail, « tenir le coup » ?

Pour la personne qui aide un sclérosé en plaques, les besoins du malade deviennent une priorité, et bien souvent elle doit lui consacrer énormément de temps. Les soins vont durer des années. Au fur et à mesure, les charges qu'ils entraînent vont augmenter, tant du point de vue physique que du point de vue moral. Dès le départ, il faut accepter l'évolution à long terme, inscrire cette relation dans la durée.

Il y a plusieurs façons de faire : soit laisser aller les choses et se laisser mener par les événements. La charge de travail augmente de plus en plus, la personne qui est aux côtés du malade se dépense sans compter, elle a de moins en moins de temps pour elle-même, elle ne pense plus à elle-même et ne pense plus qu'à aider son patient. Tous deux s'isolent du monde extérieur, des amis, même de la famille plus éloignée. Une fois rompus, les contacts sociaux sont de plus en plus difficiles à rétablir, et on ne se fait pas de nouveaux amis plus tard. La personne qui soigne son patient perd son identité vis-à-vis du patient lui-même et de l'extérieur. Mais un jour, son travail est devenu tellement lourd, la charge tellement importante que la personne obnubilée par ce travail ne le fait plus correctement et doit abandonner car la situation est devenue insupportable à la fois pour elle et pour celle qui est aidée. D'un coup, la situation devient terriblement critique.

Une autre façon de faire, tout à fait différente, demande de la part du patient et de la personne qui est auprès d'elle, comme de l'entourage immédiat, un discernement et une analyse plus objective de la situation. Ceci ne peut s'obtenir qu'après de nombreuses conversations. Il faut absolument que la personne qui est auprès du patient garde son identité. Elle ne doit pas se couper de l'extérieur si elle souhaite continuer sa tâche ; ceci peut être difficile, mais il faut accepter de recevoir des amis, de la famille, et, dans la mesure du possible, accepter de sortir. Quelquefois il est nécessaire d'augmenter les ressources, pour faire face à des besoins de plus en plus élevés. Certes il faut parler au patient de ces problèmes d'identité respective, mais également à son entourage : aux père et mère du patient, à ses frères et sœurs ; il leur faut prendre conscience que si le conjoint fait tout ce qu'il peut pour le patient, il doit être aidé par la famille ou par des amis. On peut en parler à l'entourage plus éloigné qui peut éventuellement donner du temps et de l'aide, également au médecin, au kinésithérapeute, aux infirmiers. Il est bon aussi de rencontrer d'autres familles où vivent des patients atteints de sclérose en plaques, de se renseigner auprès des associations de patients et d'aide aux patients sur leur manière de s'organiser.

La personne qui vit avec le sclérosé en plaques a ses propres besoins et doit sans culpabiliser protéger son coin de vie. Même si quelquefois l'entourage immédiat, en particulier une partie de la famille du patient, trouve à redire, une explication donnée en termes clairs peut faire admettre le *nécessaire*. Une fois admise la nécessité de garder son identité, vient la difficulté à équilibrer les besoins de la personne qui aide avec ceux du patient, à éviter que la méfiance et la culpabilité s'insinuent dans la relation. Le sclérosé en plaques sait bien que son conjoint a besoin d'une vie à lui. Il peut en souffrir parfois, mais devrait surtout se réjouir de le voir plus heureux après une sortie ou après une course, ou après un contact avec d'autres amis, même s'il ne peut pas l'accompagner. Il peut organiser son temps avec d'autres personnes. Il est normal que les soigneurs reconnaissent et acceptent d'avoir des besoins propres et indépendants ; si ces besoins sont insatisfaits, les tâches qu'ils ont à faire paraissent insurmontables et le patient devrait les aider à ne pas culpabiliser. En discuter avec d'autres soignants permettra de se rendre compte qu'il est normal et légitime de penser à soi, et d'identifier ses propres besoins.

Dans ce dur combat du « vivre avec », afin que la personne qui est atteinte, d'une part, et son entourage immédiat ou plus éloigné, d'autre part, travaillent en commun vers ce but qui est de vivre avec la maladie, le respect du malade et le respect de la personne qui soigne sont indispensables pour faire ce chemin le plus longtemps possible et agir au mieux selon ce que la maladie exige.

■ Sclérose en plaques et vie de couple

La sclérose en plaques retentit donc largement sur la vie du couple. L'apparition de la maladie chez un des conjoints va entraîner des modifications de leurs rapports. Tout dépend de l'ancienneté et de la force du lien précédemment créé.

Toute personne atteinte de la sclérose en plaques peut avoir à un moment ou un autre la pensée que son conjoint va cesser de l'aimer et risque de le quitter. Il serait étrange qu'une telle pensée n'effleure pas son esprit de temps à autre.

Évidemment, une relation antérieure stable, bien équilibrée, conduit le couple à supporter la maladie ; il peut même y trouver une nouvelle force et un accomplissement dans l'épreuve.

Il serait néanmoins irréaliste de prétendre que la sclérose en plaques ne sépare pas certains couples ; elle le fait plutôt chez les jeunes et assez tôt dans l'évolution de la maladie, comme si le poids de la sclérose en plaques était trop lourd quand la relation entre les deux conjoints est peu développée et mal établie. Chez les couples unis depuis plus longtemps, la sclérose en plaques conduit à la séparation quand elle n'est qu'un facteur surajouté aux dissentiments et aux rancœurs anciennes accumulés.

Si le divorce provoque culpabilité et douleur, il est dans bien des cas l'éventualité la mieux appropriée en cas de mésentente grave. La séparation n'est pas la fin : les gens trouvent de nouvelles relations, se font de nouveaux amis, quelquefois peuvent se remarier, avoir même des enfants. C'est souvent un dur et long combat, mais qui conduit à plus de maturité et à un nouveau bonheur.

— Les relations sexuelles —

Il serait faux de prétendre que la sclérose en plaques provoque toujours des désordres de la vie sexuelle dans un couple. Même s'il y a un problème physique, même s'il y a de la fatigue, la vie sexuelle et affective de certains couples reste parfaitement comblée. Il serait néanmoins tout aussi vain de prétendre que la sclérose en plaques n'agit pas sur la vie sexuelle du couple et il est donc naturel d'évoquer ces problèmes.

Ainsi, chez l'homme, la diminution d'érection peut être ressentie comme une atteinte à sa virilité et chez la femme, la diminution de la réponse comme une annonce de frigidité. Les deux peuvent ainsi penser que leur corps n'est pas attractif. De même, il peut être difficile pour le partenaire de compenser à la fois le trouble physique du sclérosé en plaques et sa propre réaction émotionnelle. Dans d'autres cas, c'est la nature des rapports qui existent entre le sclérosé en plaques et son conjoint qui peut rendre l'acte sexuel difficile, voire impossible. En effet, lorsque le sclérosé en plaques reçoit de son partenaire des soins intimes, réguliers, prolongés et appropriés, le désir sexuel peut disparaître même si l'affectivité n'en est pas pour autant perturbée ; et il peut convenir à des couples d'être de très bons amis, d'avoir une relation affective et même amoureuse très intense sans acte sexuel.

Dans certains cas néanmoins, cette sorte d'arrangement ne va pas : à la fois la personne avec sclérose en plaques et le soigneur peuvent se sentir l'un et l'autre sexuellement frustrés. Certains partenaires savent que quelle que soit la frustration, ils ne rompront pas le serment fait. Mais pour d'autres ceci n'est pas aussi clair, ils sont tentés, ils luttent contre leur culpabilité et leur conscience ; il peut y avoir à ce moment-là recherche d'un ou d'une partenaire en dehors du couple. Ce problème de la fidélité conjugale dépasse le cadre du présent ouvrage.

— Avoir des enfants ? —

L'âge auquel les femmes ont des enfants et auquel les couples fondent une famille coïncide avec l'âge le plus fréquent du début de la maladie. Si un des deux partenaires a la sclérose en plaques après la procréation d'enfants ceci ne pose plus de problème ; mais si le diagnostic est annoncé à un jeune couple qui n'a pas encore d'enfant ou qui en veut d'autres, immédiatement ils s'inquiètent : « Pouvons-nous avoir un ou des enfants à nouveau ? Les enfants auront-ils la maladie ? »

Dans la plupart des cas, la sclérose en plaques n'empêche pas le couple d'avoir des enfants : la grossesse n'aggrave pas la maladie dans son évolution au long cours, mais il faut savoir qu'elle peut faire avancer la future poussée dans les mois qui suivent l'accouchement. Il est donc conseillé en cas de grossesse et d'accouchement de prévoir plus d'aide, et plus de repos dans les mois qui suivent.

— Grossesse et sclérose en plaques —

Longtemps la grossesse a été déconseillée aux jeunes femmes atteintes de sclérose en plaques, car on avait remarqué la survenue de poussées dans les mois suivant l'accouchement. En fait, des études prospectives correctement menées dans plusieurs centres n'ont pas permis de déceler de différences significatives entre les femmes ayant eu des grossesses et celles qui n'ont pas eu d'enfants, dans l'évolution au long cours de la maladie. Mais il est vrai que la grossesse influence l'évolution de la maladie, en ce sens que chez la patiente parturiente les poussées surviennent plus rarement, surtout dans les six derniers mois de la grossesse ; les femmes atteintes de sclérose en plaques se sentent généralement beaucoup mieux au cours de la grossesse. Par contre les poussées sont en effet plus fréquentes au cours des trois mois qui suivent l'accouchement. On a cherché quels pouvaient être les éléments responsables de cette « protection » au cours de la gestation, notamment les conditions immunitaires qui pourraient être reproduites artificiellement. Jusqu'à présent rien n'a pu être retenu. Le véritable problème en cas de grossesse est le handicap permanent de la future mère : pourra-t-elle assurer le surcroît de travail qu'entraîne la présence d'un enfant ? Le couple pourra-t-il s'adapter à ce changement ?

Pour la période du *post partum* peut-être faut-il prévoir une aide supplémentaire à la jeune mère qui doit gérer au mieux le surcroît de travail et éventuellement « prévoir » une poussée dans les trois mois suivant la grossesse ; il n'y a pas de traitement préventif pour cette poussée ; si elle intervenait, on lui appliquerait simplement le traitement classique.

L'allaitement est possible selon le désir et les possibilités de la mère.

Souvent, nous l'avons dit, la question est posée au médecin : « Mon enfant risque-t-il la sclérose en plaques ? » Nous verrons (p. 108) qu'il existe une prédisposition génétique à la sclérose en plaques. On peut répondre à la mère qui demande si son enfant va avoir la sclérose en plaques que la maladie n'est pas transmissible pendant la grossesse de la mère à l'enfant, c'est-à-dire que son enfant ne naîtra pas porteur d'une sclérose en plaques ; le risque d'être atteint plus tard est légèrement plus important que dans une descendance de personnes indemnes de sclérose en plaques.

— *La contraception* —

Si un couple décide de ne pas avoir d'enfant ou d'attendre pour en avoir, il peut considérer que la meilleure méthode est la contraception.

La vasectomie chez l'homme ou la stérilisation chez la femme n'entraînent pas de risques particuliers pour les personnes atteintes de sclérose en plaques ; il n'y a pas non plus de contre-indication à ce que les femmes atteintes de sclérose en plaques prennent une contraception orale. Si l'une de ces méthodes est choisie, le médecin et les personnes intéressées s'entretiendront des soins et de la surveillance qu'elle nécessitera chez leur patient. En revanche, le stérilet n'est pas un choix tout à fait adapté dans la mesure où il peut exagérer les spasmes des jambes, et le manque de sensibilité de la région pelvienne peut entraîner des complications.

■ Les réactions des enfants vivant à la maison

Il est très difficile de savoir comment les enfants sont affectés par la maladie de leurs parents lorsqu'ils vivent à la maison, ou même qu'un frère ou une sœur est atteint. Si l'on interroge les parents, la plupart de ceux-ci pensent que les enfants se sont bien adaptés à la maladie et que même cela est positif pour eux. D'autres ne sont cependant pas de cet avis : pour eux, leurs enfants manquent de quelque chose du fait de la maladie, quoiqu'ils ne s'en plaignent pas, ils sont perturbés. D'autres enfin ne savent pas trop si leurs enfants sont affectés : ils peuvent observer seulement leur comportement, mais ignorent ce qu'ils pensent réellement. Les enfants qui sont affectés par la présence d'un parent sclérosé en plaques peuvent devenir désagréables, insupportables ou au contraire extrêmement gentils, tandis que d'autres sont tout à fait naturels, mais il est difficile de deviner exactement ce que pensent les enfants et ce qu'ils ressentent.

On doit s'attendre à ce que les enfants puissent se méprendre sur ce qu'ils vivent alors qu'ils sont très jeunes. Une expérience douloureuse est sûrement une grande épreuve. Ils peuvent se sentir coupables d'être des enfants de sclérosés en plaques, ils peuvent se blâmer eux-mêmes, croire qu'ils ont donné la maladie ou l'ont aggravée par leur mauvaise conduite. Ils peuvent imaginer sur la sclérose en plaques des choses pires que la réalité ; certains ont peur de voir mourir leurs parents ou d'attraper eux-mêmes la maladie, ils sont souvent trop effrayés pour poser des questions.

Cela ne veut pas dire que tous les enfants réagissent de cette façon. Cela varie selon les enfants et selon les familles, mais beaucoup auront ce type de pensées. Les parents en fait peuvent faire beaucoup pour chasser les malentendus. Quoiqu'il soit très difficile de s'expliquer franchement, il est important néanmoins d'essayer. Les enfants ont besoin de connaître les éléments de base de la sclérose en plaques ; même jeunes, ils peuvent comprendre des explications simples qui calment leur esprit. On peut penser qu'il est impossible de trouver les moyens de parler avec les enfants de leurs sentiments : les jeunes enfants peuvent ne pas avoir les mots pour exprimer ce qu'ils ressentent, les adolescents cachent souvent ce qu'ils pensent à leurs parents et peuvent même leur en vouloir si ceux-ci insistent. Il leur faut apprendre que leurs parents sont conscients de la difficulté, pour eux-mêmes, à affronter la situation. Si les parents pensent que leurs enfants sont en train d'emmagasiner leurs émotions, on peut les aider d'une autre façon. En effet, si les parents n'arrivent pas à leur parler ou s'ils ont des difficultés, les enfants acceptent plus facilement de parler à quelqu'un d'étranger : les rencontres avec d'autres enfants qui ont des parents atteints de sclérose en plaques peuvent être fructueuses. Quelquefois ils doivent avoir des conversations avec un adulte, professeur, conseiller pédagogique, ou même un psychologue ; ceci peut les aider à mettre à jour et à expliquer leurs sentiments.

Occasionnellement, ces mêmes enfants joueront le rôle de soigneur à la maison : il n'y a parfois personne d'autre pour le faire et ils prennent alors des responsabilités qui ne sont pas de leur âge. On ne sait pas la fréquence avec laquelle les enfants deviennent des soigneurs, car ceci est habituellement tenu caché dans les familles. Il est difficile par conséquent de les aider et de protéger les enfants dans de telles circonstances.

■ La famille éloignée

Les amis proches et la famille plus éloignée peuvent également être une aide tout à fait importante. Malheureusement, ils ne peuvent pas toujours comprendre et être utiles. Beaucoup de familles sont spécialement fermées et l'aide nécessaire n'est pas toujours trouvée auprès d'eux quand il y a des difficultés. Quelquefois même des parents rapprochés, par exemple des enfants qui ont quitté le foyer, ne peuvent pas réagir toujours comme les parents pourraient l'espérer. Ce rejet apparent peut être très douloureux, mais il est rarement intentionnel. Les parents éloignés traversent également une période longue et difficile avant d'aboutir à l'acceptation de la maladie, ils remettent souvent de jour en jour leur expérience de la sclérose en plaques, ce qui peut sembler à l'entourage immédiat une attitude cruelle et définitive. Ce peut être simplement de la part de la famille éloignée une autoprotection. Beaucoup de soigneurs des sclérosés en plaques croient qu'ils ont à aider leur famille éloignée à accepter la situation et doivent même les éduquer pour devenir des « assistants », tous n'en sont pas capables et cela est facile à comprendre : il peut être difficile de mettre de côté ses propres sentiments, sa colère, ses blessures, et les barrières peuvent être érigées des deux côtés. L'entourage immédiat se demande pourquoi il doit être le seul à faire un effort. Mais ceux qui l'ont entrepris ont toujours trouvé que cela en valait la peine. Donner du temps pour ajuster les réactions de parents qui ont semblé se désintéresser et ne pas donner de soi peut être rattrapé.

Le point de vue clinique

Si la maladie n'est pas nouvelle, on ne la connaît scientifiquement que depuis peu, et encore imparfaitement.

En 1844, Cruveilhier décrit pour la première fois la lésion anatomique responsable de la maladie. En 1868, Jean-Martin Charcot relie ces lésions disséminées dans le cerveau et dans la moelle à une maladie évoluée, associant une paralysie des deux membres inférieurs, un tremblement intentionnel, un nystagmus provoqué par une lésion de la myéline et respectant l'axone (nous définirons tous ces termes plus loin) ; la sclérose en plaques venait de naître cliniquement.

En 1880, Pierre Marie évoque une infection possible à l'origine de la maladie. Les recherches s'orientent actuellement vers le ou les virus, banals ou spécifiques, à l'origine de la maladie ou du déclenchement de ses poussées.

En 1922, on découvre pour la première fois les anomalies du liquide céphalo-rachidien dans lequel baignent cerveau et moelle, enfermés dans les méninges. En 1942, Kabat met en évidence la signification immunitaire de ces anomalies. L'ère immunologique de la maladie débute et se poursuit actuellement, puisque l'on connaît de mieux en mieux les modifications du tissu immunitaire dans la sclérose en plaques, c'est-à-dire des lymphocytes T et B du sang et du liquide céphalo-rachidien. Ce que l'on ne connaît toujours pas, c'est la cause première, l'*antigène* de départ responsable de la maladie. Celle-ci n'a jamais pu être transmise à l'animal ; mais on a créé chez ce dernier des modèles expérimentaux, dès 1930, en lui injectant de la myéline, le tissu lésé dans la sclérose en plaques. C'est une voie d'étude très importante que celle des maladies démyélinisantes comme la sclérose en plaques. La découverte par le professeur Jean Dausset, prix Nobel de Médecine en 1980, du système HLA d'histocompatibilité a permis la réalisation des greffes d'organe et a fait faire de grands progrès à la connaissance du terrain sur lequel certaines maladies apparaissent. Les études épidémiologiques ayant apporté la preuve qu'il existe une prédisposition ethnique ou familiale, on s'est donc penché sur l'étude des gènes de susceptibilité. On peut explorer l'ensemble du génome grâce aux avancées génétiques récentes et on semble se diriger vers plusieurs gènes de susceptibilité dont les effets s'additionnent.

Au cours de ces vingt dernières années sont entrées dans la pratique courante des méthodes d'exploration du système nerveux qui évaluent la vitesse de l'influx nerveux et localisent précisément les régions altérées du système nerveux là où cet influx est ralenti. Ce sont les *potentiels évoqués*, utilisés couramment dans le diagnostic et la surveillance des personnes atteintes de sclérose en plaques. Enfin l'imagerie par Résonance Magnétique Nucléaire (RMN) a permis de visualiser beaucoup mieux que le scanner par rayons X les lésions du cerveau, de les situer et de les compter, et de suivre le degré d'évolutivité de la maladie, en particulier au cours d'essais thérapeutiques. Des progrès sont également constants dans les domaines de l'épidémiologie, de la virologie, de l'immunologie et de la génétique.

■ Pourquoi ce terme de « sclérose en plaques » ?

Pourquoi emploie-t-on ce terme de sclérose en plaques ? C'est à Charcot qu'on le doit, et il est toujours utilisé dans les pays francophones.

Les zones nerveuses altérées dans le cerveau et la moelle ont une forme arrondie, J.-M. Charcot leur a donné le nom de plaques. La sclérose est la transformation secondaire par les astrocytes de la démyélinisation. Jean-Martin Charcot a donc utilisé un terme anatomique pour décrire une entité clinique. Les pays anglo-saxons préfèrent le terme de *multiple sclerosis* qui met l'accent sur la dissémination des lésions dans le système nerveux central, ce qui est une des autres caractéristiques de la maladie.

■ Qu'est-ce que la sclérose en plaques ?

C'est une maladie qui frappe les adultes jeunes et dont les causes restent inconnues. Les lésions provoquent, par suite de l'altération du fonctionnement du système nerveux central, des troubles neurologiques : moteurs (difficultés de la marche), visuels (brouillard visuel ou diplopie), de l'équilibre (sensation vertigineuse ou mauvaise coordination), des sensations, plus des difficultés urinaires et sexuelles. L'évolution de ces troubles est tout à fait capricieuse. Ils régressent, réapparaissent, sont isolés ou associés ; ils s'accompagnent souvent d'une extrême fatigue et d'une variabilité des possibilités du malade d'un jour ou d'un moment à l'autre. C'est parce que les voies nerveuses ne sont pas sectionnées mais simplement gênées dans leur fonctionnement que les symptômes sont aussi variables d'un jour à l'autre et peuvent totalement disparaître. Il n'existe pas de traitement radical pour guérir cette maladie ou l'arrêter définitivement. Mais dix, vingt, trente ans après le début lorsqu'elle provoque des symptômes gênants, des déficits moteurs, une incoordination, des troubles urinaires gênants, il existe une façon adaptée d'apporter des soins à la personne atteinte de sclérose en plaques qui retardent l'évolution de la maladie, en minimisant les effets sur l'organisme et entraînent moins de difficulté et moins d'inconfort. Tout au long des années le malade et son entourage immédiat auront à affronter cette charge. Seul un cheminement progressif pourra leur permettre d'arriver au stade du « vivre avec la sclérose en plaques ».

■ Le système nerveux central, siège des lésions de la maladie

Les lésions de la sclérose en plaques sont situées dans la substance blanche du système nerveux central : c'est une leucoemphalite (*leucos* : blanc). Celui-ci est formé du cerveau, qui se prolonge vers le bas par le tronc cérébral puis par la moelle épinière. En arrière du cerveau est situé le cervelet attaché au tronc cérébral par ses pédoncules. Le cerveau, le tronc cérébral et le cervelet sont enfermés dans la boîte crânienne, la moelle épinière est enfermée dans la colonne vertébrale. Le cerveau est divisé en deux hémisphères droit et gauche réunis entre eux par des ponts de substance blanche. La surface du cerveau est creusée de sillons qui délimitent au niveau du cerveau plusieurs lobes : le lobe frontal au niveau du front, le lobe occipital dans la région de la nuque, les lobes pariétal et temporal sur les régions latérales du crâne. À chaque lobe et à chaque circonvolution de ces lobes est attribuée une fonction particulière de la vie de relation.

Le cerveau est constitué de *substance grise* qui se trouve tout à fait à la surface : c'est le cortex, et dans les noyaux de la base sont situés les corps cellulaires des cellules nerveuses ou *neurones* qui sont à l'origine du fonctionnement du système nerveux. La *substance blanche* est l'ensemble des faisceaux formés par les axones ou prolongements des cellules nerveuses. Les axones des cellules nerveuses sont entourés d'une gaine de *myéline*, qui donne à la substance sa couleur blanche. Cette myéline est formée par une cellule : l'oligodendrocyte, constituée aux trois quarts d'acides gras insaturés ; elle est située dans la gaine qui entoure l'axone. À l'intérieur des hémisphères cérébraux sont situées des cavités, les ventricules latéraux, qui communiquent avec le troisième ventricule central, lequel communique avec le canal de l'épendyme creusé dans le tronc cérébral et la moelle. Des *plexus choroïdes* situés dans les ventricules latéraux sécrètent le *liquide céphalo-rachidien* qui passe dans les autres ventricules, puis à la périphérie du cerveau et de la moelle par des pertuis. La moelle et le cerveau baignent ainsi dans ce liquide, entourés par une *enveloppe méningée*.

Les vaisseaux pénètrent dans le système nerveux et apportent les éléments nécessaires au fonctionnement cérébral : des *astrocytes* sont en contact à la fois avec les vaisseaux et les axones. Mais il y a une véritable barrière entre le sang circulant et les cellules du système nerveux.

■ Fonctionnement normal et pathologique du cerveau

Le cerveau est formé de milliards de cellules nerveuses, dont les neurones sont les éléments les plus importants. L'influx nerveux qui est à la base du fonctionnement nerveux part du corps cellulaire du neurone, parcourt l'axone dans un sens, à la terminaison de l'axone, va se transmettre au corps cellulaire du deuxième neurone par contiguïté et par l'intermédiaire de la libération de substances chimiques (neuromédiateurs et ions). Le fonctionnement de la voie nerveuse dépend en effet de certains médiateurs chimiques (dopamine, acétylcholine, sérotonine) que l'on connaît de mieux en mieux, mais également d'ions (calcium, potassium, sodium). L'influx nerveux passe ainsi d'un premier neurone à un deuxième. La voie nerveuse est formée par une succession de deux ou plusieurs neurones. À chaque voie nerveuse correspond une fonction précise. Les voies qui sont les plus touchées dans la sclérose en plaques sont les voies motrices, les voies sensitives, les voies visuelles. La voie motrice prend son origine dans le cortex frontal, son axone parcourt le cerveau, gagne le tronc cérébral, croise la ligne médiane et va cheminer dans la substance blanche de la moelle. Il sera en continuité avec le corps cellulaire du deuxième neurone de la voie motrice dont le corps cellulaire est contenu dans la substance grise de la moelle épinière.

En cas d'altération de la voie motrice, il y aura un dysfonctionnement de celle-ci, une perturbation de l'influx dans cette voie qui va entraîner une faiblesse musculaire, ou, si c'est plus grave, un déficit moteur, ou, si c'est encore plus grave, une paralysie avec une modification du tonus qui est le plus souvent une contracture. La voie sensitive fonctionne dans le sens inverse, les informations viennent de l'extérieur et stimulent la peau pour la sensibilité superficielle, les articulations pour la sensibilité profonde. L'influx nerveux passe par les racines nerveuses, pénètre dans la moelle épinière et remonte vers le tronc cérébral en croisant la ligne médiane à différents niveaux. Le thalamus, noyau gris cérébral, est un des relais de la voie sensitive formé par les corps cellulaires des neurones suivants et qui se termine dans le cortex pariétal. Ces voies conduisent les informations sensitives depuis la peau et les articulations jusqu'au cerveau qui en est informé. Une lésion sur le trajet de l'axone entouré de myéline de la moelle épinière va entraîner des perturbations des voies de la sensibilité superficielle et profonde, troubler les informations sensitives (anesthésie ou hypoesthésie), enfin en créer de nouvelles qui seront perçues comme des fourmillements, des serrements, des picotements, une incoordination de la douleur. L'origine de la voie visuelle centrale est située dans la rétine. L'axone provenant de la rétine va former en arrière de l'œil le nerf optique qui est déjà du système nerveux central, très riche en myéline. Le nerf optique va pénétrer dans le cerveau, l'axone va croiser la ligne médiane et établir son relais avec un deuxième neurone qui va se terminer dans le cortex occipital. Une lésion du nerf optique va entraîner une baisse de la vision de l'œil correspondant : flou visuel ou cécité selon la gravité. Dans le tronc cérébral passent des voies de la motricité des membres, naissent les voies de la motricité de l'œil, du visage, de la voix, de la déglutition, de la langue, des noyaux de cellules pour la sensibilité du visage, de l'équilibre, également des voies cérébelleuses et des centres vitaux. Des lésions du tronc cérébral peuvent donc donner non seulement des troubles moteurs, des troubles sensitifs des membres, des troubles de l'équilibre, mais également des modifications de la vigilance, une atteinte de la motricité oculaire, faciale, un dysfonctionnement de la parole, de la voix, de la déglutition, de la respiration. Les lobes temporaux et les lobes frontaux interviennent dans la vie émotionnelle, intellectuelle et dans le langage. Des lésions de la substance blanche du lobe frontal et du lobe temporal peuvent perturber le langage, l'humeur, la mémoire, le fonctionnement intellectuel.

À l'intérieur des ventricules cérébraux circule le liquide céphalo-rachidien, sécrété par les plexus choroïdes. Il va passer par des pertuis de communication autour du cerveau, baignant le cerveau et la moelle épinière, enfermés eux-mêmes dans les espaces méningés délimités par les méninges. C'est le liquide céphalo-rachidien qui circule dans les ventricules et dans les espaces méningés que l'on prélève par ponction lombaire et qui est actuellement le seul prélèvement possible pour essayer d'analyser ce qui se passe de l'autre côté de cette barrière qui sépare le cerveau et la moelle, isolés dans leurs méninges du reste de l'organisme.

■ L'atteinte de la myéline

L'atteinte de la myéline est responsable du dysfonctionnement du cerveau dans la sclérose en plaques.

Comme on l'a vu, c'est dans la substance blanche que la myéline est située, dans une gaine qui entoure l'axone. Elle joue de nombreux rôles et en particulier intervient dans la vitesse de l'influx nerveux. Dans la sclérose en plaques, la myéline est altérée par un processus immunologique dirigé contre elle ou l'un de ses composants. Des lymphocytes anormaux franchissent à un moment la barrière séparant le sang circulant et le système nerveux et agressent soit l'oligodendrocyte soit la myéline. L'influx nerveux va en être modifié et ralenti. Il peut même y avoir par moment des anticorps qui bloquent totalement le passage de l'influx nerveux, ce qui pourrait expliquer l'évolution par poussée de la maladie et ses aggravations brusques.

Si la myéline est altérée de façon importante, l'influx nerveux passe beaucoup moins bien, le résultat en est une difficulté du fonctionnement de la voie intéressée. S'il s'agit de la voie visuelle c'est un trouble de la vision pouvant aller jusqu'à la perte de celle-ci : une cécité. S'il s'agit de la voie motrice c'est une faiblesse musculaire ou une paralysie. S'il s'agit de la voie sensitive, c'est un trouble sensitif anormal que le sujet perçoit, une perte de la sensibilité ou une déformation de celle-ci : fourmillements ou douleurs. Il peut y avoir en même temps plusieurs lésions donc plusieurs symptômes fonctionnels. Si les anticorps bloquants disparaissent, la paralysie disparaît ; si la myéline se répare, l'influx nerveux passe à nouveau normalement ; la voie nerveuse fonctionne, les troubles moteurs, sensitifs, visuels disparaissent peu à peu.

La chaleur ralentit également le passage de l'influx nerveux ; sous l'influence d'un bain chaud ou si la chaleur ambiante est élevée, les symptômes de la sclérose en plaques s'aggravent transitoirement. Les lésions de la sclérose en plaques vont évoluer dans le temps. Au départ, il s'agit simplement d'une altération de la myéline attaquée par les anticorps et par un processus inflammatoire (lymphocytes), mais qui va évoluer plus ou moins bien. Secondairement, au niveau des lésions de démyélinisation, peut apparaître une prolifération de cellules existant déjà dans le système nerveux, les *astrocytes* ; elles vont se multiplier et former au centre de la plaque de démyélinisation un amas de *cellules astrocytaires,* un nouveau tissu qui sera le point de départ de la *sclérose*. Cette sclérose est alors irréversible et l'axone peut lui-même être lésé dans une plaque sclérosée.

La maladie évoluant vers l'aggravation, la démyélinisation s'est transformée par endroits en sclérose. Il n'y a plus de réparation possible dans les plaques où le tissu démyélinisé est devenu un tissu de sclérose, support de l'évolution ultérieure de la maladie. À ce stade de l'évolution, l'axone est altéré de façon définitive, les symptômes s'installent et s'aggravent. Les lésions de démyélinisation et de sclérose étaient le plus souvent invisibles sur le scanner radiographique. La résonance magnétique est la première technique qui visualise les lésions du cerveau et les situe vraiment du point de vue topographique, mais elle n'en précise ni la nature exacte (amas de lymphocytes au départ, démyélinisation simple ensuite, tissu de la sclérose enfin), ni l'ancienneté, elle ne peut pas non plus renseigner sur l'état fonctionnel du cerveau : cela donne uniquement des images morphologiques de la maladie. Dans le liquide céphalo-rachidien obtenu par ponction lombaire, on retrouve des anomalies immunologiques qui coexistent avec les lésions de démyélinisation de la sclérose en plaques. Il s'agit de gammaglobulines sécrétées à l'intérieur du système nerveux car on ne les retrouve pas dans le sang. Les gammaglobulines du sang sont normales, alors que celles du liquide céphalo-rachidien ont une répartition oligoclonale, ce qui veut dire qu'elles sont fabriquées par un petit nombre (oligo) de clones de lymphocytes, ceux précisément que la recherche récente a permis de retrouver au niveau des lésions de sclérose en plaques.

■ Les symptômes de début

Les signes de début de la maladie sont variés et correspondent à la localisation des plaques de démyélinisation dans le cerveau et dans la moelle. L'énumération suivante tient compte de leur fréquence :

— des *troubles visuels* (30 %) : baisse de la vision d'un œil ou diplopie ;
— des *troubles moteurs* (34 %) : une faiblesse musculaire, une paralysie d'un ou de plusieurs membres ;
— une *incoordination* d'un membre supérieur, d'un ou des deux membres inférieurs rendant la marche difficile, instable comme si la personne était ivre ;
— des *troubles sensitifs* (40 %) : fourmillements, sensations anormales dans une partie du corps, aux extrémités, dans les mains et dans les pieds, à la face ;
— des douleurs ;
— des vertiges simples avec sensation d'un déséquilibre dans la tête ;
— des difficultés à uriner : une obligation à pousser pour uriner ou au contraire une difficulté à retenir les urines tellement le besoin est pressant, une asthénie.

Ces symptômes de début s'installent plus ou moins rapidement, peuvent être isolés ou peuvent se regrouper et à partir de ce moment, *deux types* d'évolution *immédiate* peuvent s'observer :

1. Les symptômes après un certain nombre de jours ou de semaines s'estompent avec ou sans séquelle, c'est ce que l'on décrit sous le nom de *poussée inaugurale* de la maladie ; le diagnostic ne peut encore être fait à ce stade, la première poussée est souvent retrouvée par l'interrogatoire ou oubliée.

2. Les symptômes apparaissent plus lentement que dans l'éventualité précédente mais ils ne disparaissent pas, ils sont le début d'une forme progressive d'emblée.

■ Évolution clinique générale de la maladie

La sclérose en plaques peut évoluer sur plusieurs modes très différents les uns des autres :

1. L'évolution par *poussées* : pendant quelques jours, quelques semaines, les symptômes qui sont apparus persistent, évoluent puis disparaissent en

laissant parfois des séquelles ; les symptômes peuvent réapparaître six mois, un an, deux ans, voire dix ou vingt ans après. C'est dire que s'il est impossible de porter un diagnostic, prévoir l'avenir lors de la première poussée l'est également. Les poussées suivantes peuvent régresser à nouveau jusqu'à celle qui laissera (peut-être, ce n'est jamais sûr) un handicap permanent. L'évolution ultérieure peut continuer à se faire par poussées pures (c'est le cas de la *moitié* des patients) et continuer à ne se faire que par poussée. Quelquefois, après plusieurs années, les poussées disparaissent ; succède alors à la période des poussées une aggravation *lentement progressive* ; la gêne permanente s'aggrave lentement ; si l'on compare les performances d'une année sur l'autre on met en évidence les différences qui témoignent de cette aggravation. Un tiers des patients ont ce type d'évolution dite *rémittente puis progressive,* où poussées et progression lente peuvent s'intriquer.

2. L'évolution est progressive d'emblée (dans 15 % des cas). C'est surtout dans les formes débutant après quarante ans ; un symptôme apparaît, il ne régresse pas ; peu à peu, sur des mois et des années, les troubles évoluent vers l'aggravation, la gêne devient évidente. L'évolution est parfois tellement lente et progressive que le début réel n'est souvent reconstitué par le patient et son médecin qu'a posteriori, car c'était peu de chose au départ ; la consultation ne paraissait pas indispensable à ce moment-là. Lorsque la maladie a pris ce type évolutif elle le garde tout au long de son déroulement.

Dans les deux types principaux d'évolution, rémittente puis progressive ou progressive d'emblée après des dizaines d'années, l'évolution se fait à peu près de la même façon c'est-à-dire progressivement dans les deux cas.

3. Il est enfin des formes de la maladie, le plus souvent par poussées, qui cessent d'évoluer et qui se stabilisent ; ce sont les formes éteintes ; des formes à poussées tellement légères qu'elles ne sont pas diagnostiquées : on connaissait leur existence autrefois par les résultats d'autopsie chez des personnes décédées d'une autre maladie, chez lesquelles la constatation de « plaques de sclérose » spécifiques témoignait d'une maladie bénigne qui n'avait pas fait parler d'elle. À l'opposé, il y a dans 2 % des cas des

formes gravissimes d'évolution plus rapide et dramatique qui peuvent mettre en jeu le pronostic vital. Dès le départ ou peu de temps après, les poussées succèdent aux poussées, laissant très tôt des signes permanents qui évoluent eux-mêmes vers l'aggravation.

— Une forme classique comme exemple de la maladie —

Une jeune femme de trente-cinq ans, mère de trois enfants (dix ans, huit ans, six ans) se plaint d'une douleur de l'œil, s'aperçoit que sa vision est floue, puis double, en même temps qu'elle se sent anormalement fatiguée, a des difficultés à courir et au bout d'un certain nombre de mètres (150-200) traîne légèrement le pied gauche. Elle consulte son médecin qui l'examine et met en évidence des ré-flexes anormalement vifs avec un signe de Babinski, des secousses des yeux dans les regards latéraux que l'on appelle nys-tagmus. En enquêtant sur les antécédents de cette personne, le médecin et elle-même retrouvent une période, deux ans auparavant, où elle s'est sentie fatiguée anormalement ; dans les trois premiers mois qui ont suivi l'accouchement de son dernier enfant des vertiges étaient apparus, avaient duré trois semaines et l'avaient empêchée de conduire sa voi-ture ; tout était rentré dans l'ordre après un mois de repos et avait été mis sur le compte d'un surmenage. Huit ans plus tôt, elle avait souffert de l'œil droit après l'accouchement de son deuxième en-fant ; le temps d'avoir un rendez-vous avec un ophtalmologiste (quinze jours), tout était rentré dans l'ordre, puisque l'examen de la vision ne décelait aucune anomalie.

Les potentiels évoqués visuels confirment le ralentissement du potentiel visuel droit ; les potentiels évoqués auditifs montrent une altération du tronc cérébral, l'IRM montre des zones d'hypersignal dans le tronc céré-bral, l'encéphale et le cervelet, l'état général est strictement normal ; le bilan biologique habituel (hémogramme, vitesse de sédimentation, fonc-tions hépatiques, fonctions rénales) est normal, il n'y a pas de fièvre, pas de maladie générale ; l'histoire clinique est donc symptomatique d'une maladie multifocale du système nerveux de l'adulte jeune sans maladie d'ordre général, altérant successivement et simultanément des régions diverses de la substance blanche du système nerveux, dont le nerf optique. Ceci permet le diagnostic sur les symptômes, les signes, les examens complémentaires, d'une forme de sclérose en plaques évoluant depuis huit ans par poussées successives.

— *Une autre forme clinique classique* —

Un homme de quarante ans se plaint depuis quelques mois d'être fatigué et depuis quelques semaines a remarqué que son pied droit était agité d'un tremblement lorsqu'il descendait l'escalier. Il a essayé de courir pour prendre le bus et n'a pu y arriver. Il se décide alors à consulter et tout en parlant avec le médecin il admet en fait que depuis plus d'un an il a abandonné le tennis, se trouvant trop vieux et courant moins bien que son fils, et qu'il marche moins facilement depuis plusieurs mois. Il signale aussi que les membres inférieurs sont le siège de secousses musculaires nocturnes. Peu à peu médecin et patient conviennent d'une évolution insensible depuis plus de dix-huit mois.

L'examen extériorise des signes objectifs d'un syndrome moteur pyramidal central des quatre membres, prédominant à droite, c'est-à-dire une faiblesse musculaire associée à une contracture ainsi qu'un nystagmus dans le regard latéral.

Le tableau clinique ne permet pas de diagnostic de probabilité ; il faut avoir recours à ce moment-là aux examens paracliniques : examen du liquide céphalo-rachidien, examen des potentiels évoqués visuels, auditifs et somesthésiques, imagerie par résonance magnétique nucléaire pour éliminer avant tout d'autres diagnostics possibles et essayer de mettre en évidence chez ce sujet, qui par ailleurs n'a aucune maladie générale, des témoignages en faveur de lésions multiples disséminées dans la substance blanche du cerveau et de la moelle. Il faut parfois refaire les examens cliniques complémentaires à plusieurs reprises avant d'aboutir au diagnostic très probable de sclérose en plaques à forme progressive d'emblée.

Entre ces deux cas types très opposés, il y a place pour de nombreuses formes de sclérose en plaques. Ce qui ressort de tous les tableaux cliniques, tous variés et différents, c'est qu'il y aura des symptômes et des signes qui reviendront avec plus de fréquence, d'autres qui peuvent s'observer mais restent rares. Nous n'envisagerons dans cet ouvrage que les éléments les plus fréquents.

■ Les signes cliniques de la maladie

On décrira dans ce chapitre les signes que les lésions de la substance blanche vont provoquer et que le médecin, en examinant le malade, mettra en évidence. On va les regrouper en fonction de la spécialisation des voies du système nerveux : la voie motrice principale ou faisceau pyramidal, dont la lésion entraîne la séméiologie pyramidale ou le syndrome pyramidal ; les lésions des voies cérébelleuses entraînent une incoordination cérébelleuse, ou un syndrome cérébelleux ; les lésions du nerf optique entraînent une névrite optique, si fréquente dans la sclérose en plaques, les lésions du tronc cérébral une séméiologie beaucoup plus variée. La symptomatologie décrite ensuite sera plutôt centrée sur ce que le malade ressent et éprouve lui-même : la fatigue, la douleur, les modifications de la vision, les perturbations urinaires, la diminution de la force musculaire, l'incoordination motrice, les retentissements sur sa vie sexuelle, les perturbations émotionnelles et intellectuelles, tels qu'ils sont vécus par le patient.

— *Séméiologie pyramidale* —

L'atteinte de la voie motrice se traduit par un déficit moteur, une faiblesse motrice soit d'un membre, soit des deux membres inférieurs, soit d'un hémicorps, soit des quatre membres associés à une modification des réflexes ostéo-tendineux, à un signe de Babinski et à une contracture.

L'examen met en évidence des signes importants pour porter le diagnostic. Le bilan de la force musculaire révèle que tel effort moteur est difficile ou impossible ; les réflexes sont vifs, polycinétiques, diffusés ; le réflexe plantaire se fait en extension ; la mobilisation passive des membres met en évidence une augmentation nette de la résistance du muscle, c'est l'hypertonie ou contracture ; cette contracture est variable au cours du temps, elle peut se renforcer et s'exagérer en véritable paroxysme autour duquel le membre inférieur par exemple se met en hyperextension ou au contraire en hyperflexion. Ces accès de contractures sont très douloureux et provoquent une énorme gêne dans la vie quotidienne des patients.

— Séméiologie cérébelleuse —

Les lésions des voies cérébelleuses vont entraîner une perturbation de la bonne coordination du mouvement. Le syndrome cérébelleux s'extériorise pendant l'examen neurologique lorsque le médecin demande au patient de mettre le bout du doigt sur le bout du nez, le talon sur le genou opposé. Aux membres inférieurs le syndrome cérébelleux est responsable d'une difficulté de la marche et provoque des « embardées » comme si le sujet était saoul, d'autre part il oblige la personne à écarter les pieds et augmenter le polygone de sustentation. Aux membres supérieurs il gênera tout d'abord l'écriture qui est irrégulière et la bonne utilisation des mains pour les gestes fins, précis, puis pour les mouvements plus grossiers. À ce syndrome cérébelleux d'incoordination peut se surajouter aux membres supérieurs un grand tremblement d'attitude qui va gêner considérablement l'alimentation et les actes de la vie courante.

— Névrite optique rétro-bulbaire —

L'atteinte du nerf optique, ou névrite optique rétro-bulbaire, est l'atteinte la plus fréquente, souvent inaugurale de la maladie ; elle se traduit essentiellement par l'impression d'un voile devant l'œil ou d'une baisse progressive de la vision avec altération de la netteté des images, perturbation des contrastes, du relief et des couleurs. L'examen du champ visuel met en évidence une zone où la vision est totalement supprimée (*scotome*, tout à fait typique de l'atteinte du nerf optique s'il est central). La diminution de l'acuité visuelle peut être très importante, confinant à la cécité, ou au contraire très faible. C'est l'association d'une baisse d'acuité visuelle unilatérale et d'un scotome dans le champ visuel qui signe l'atteinte du nerf optique. L'évolution se fait vers la récupération en quelques jours, quelques semaines, quelques mois. La régression se fait avec ou sans séquelle. Elle peut atteindre les deux yeux, exceptionnellement en même temps. L'atteinte d'un nerf optique est si fréquente que l'absence de trouble subjectif visuel au cours de l'évolution peut conduire à remettre en question le diagnostic de sclérose en plaques. Cette atteinte peut être modérée (mise par le patient sur le compte d'une simple presbytie), permettant par exemple une lecture satisfaisante ; pour la mettre en évidence quand elle n'est pas cliniquement gênante, on dispose de méthodes d'examen : champ visuel, état de coloration de la papille, test des couleurs, sensibilité aux contrastes, potentiel évoqué visuel, examens qui permettront de révéler des lésions infra-cliniques utiles au diagnostic de sclérose en plaques.

— Séméiologie du tronc cérébral —

Les plaques sont souvent localisées dans cette région, qui est un grand carrefour où passent de nombreuses voies. Les caractéristiques de la séméiologie du tronc cérébral sont : les troubles de l'équilibre par atteinte des voies vestibulaires, les vertiges et à l'examen la constatation du nystagmus (secousse musculaire de l'œil dans les mouvements du regard). Les paralysies motrices oculaires se révèlent rapidement par une diplopie. Celle-ci disparaît à l'occlusion d'un des yeux. La plus fréquente des paralysies oculaires est liée à des lésions qui interrompent les connexions entre la motricité des deux yeux (paralysies internucléaires) ; elle se manifeste par une limitation du mouvement d'un œil d'un côté avec un nystagmus de l'autre œil et provoque une diplopie latérale variable. La paralysie faciale est fréquente, en général bénigne, et régresse rapidement. La musculature de la face est quelquefois le siège de petites secousses musculaires appelées myokymies.

La sensibilité de la face est souvent perturbée sous la forme d'anesthésie ou de dysesthésies comparées à une toile d'araignée ou à un cheveu qui chatouille la peau du visage. La face est quelquefois le siège d'une douleur névralgique en accès de brève durée mais très intenses, la névralgie du trijumeau. La voix et la parole vont être modifiées ; la voix peut être assourdie par faiblesse musculaire ; elle peut être perturbée par le syndrome cérébelleux qui la rend irrégulière, scandée, explosive. La déglutition peut également être gênée, provoquer des difficultés pour avaler les liquides, et parfois les aliments solides avec danger de fausses routes.

— *Manifestations paroxystiques* —

Des accès de contractures toniques d'un membre (ou de tout un côté du corps), déclenchées souvent par un effort volontaire ou une émotion, peuvent se produire indépendamment de la volonté, sous la forme de phénomènes paroxystiques très brefs et se reproduisant un grand nombre de fois dans un court instant. Ils sont souvent appelés, à tort, crise de tétanie.

— *Séméiologie urinaire* —

Normalement, la vessie recueille l'urine provenant des reins par les deux uretères. L'urine est produite en permanence. Quand la vessie contient environ 200 ml d'urine, le sujet ressent le besoin d'uriner ; normalement la volonté lui permet de retenir ses urines un certain temps. Quand il se présente aux toilettes, il vide sa vessie complètement et sans forcer. Cette miction volontaire se produit 4 à 6 fois par jour, selon la quantité de boissons ingérées. Pour ce faire, le muscle de la vessie se contracte pendant que les sphincters striés et lisses (volontaires et involontaires) s'ouvrent. Le fonctionnement de la vessie est sous la dépendance de centres situés dans la moelle et le cerveau.

Dans les troubles neurologiques centraux, comme dans la sclérose en plaques, le mauvais fonctionnement de la vessie a plusieurs causes : le muscle de la vessie peut être déficitaire et se laisser distendre, le besoin ne se déclenchant que sous la pression d'une quantité d'urine très importante. À l'inverse le muscle de la vessie peut être irritable et se contracter très facilement, dès qu'un peu d'urine apparaît dans la vessie. Les sphincters peuvent aussi être spasmés et s'ouvrir difficilement. Enfin, il peut y avoir une absence de synergie entre la contraction du muscle de la vessie et l'ouverture des sphincters.

Tout ceci va entraîner : une mauvaise continence avec fuites involontaires des urines, mictions si fréquentes qu'elles perturbent sommeil et vie quotidienne ; une mauvaise vidange de la vessie et par conséquent une infection urinaire : les cystites sont très courantes, voire des infections plus graves, rénales ou générales. La lithiase vésicale et rénale est une complication fréquente. L'insuffisance rénale est l'aboutissement terminal d'un mauvais fonctionnement vésical.

Seul le bilan urodynamique permet, par un inventaire précis de la fonction vésicale, de connaître le mécanisme déficitaire dans la sclérose en plaques, et donc d'adapter les médicaments symptomatiques et toutes les techniques qui permettront de vider complètement la vessie en prévenant l'infection et l'insuffisance rénale.

■ Les symptômes les plus fréquents

— La fatigue —

Trois quarts des patients se plaignent d'une sensation anormale de fatigue, isolée ou associée à d'autres symptômes ; elle devient même parfois le leitmotiv dans la plainte du patient ; c'est souvent un symptôme précoce de la maladie, mais même si elle ne peut pas passer inaperçue, la fatigue est un symptôme si banal qu'elle ne peut pas conduire, à elle seule, à un diagnostic.

Ce peut être une simple fatigabilité qui apparaît lorsque l'activité se déroule au cours de la journée, nécessitant un effort de plus en plus grand pour accomplir les tâches banales, affectant par exemple le périmètre de marche, la station debout, l'utilisation des membres supérieurs, la vision, le fonctionnement intellectuel obligeant à interrompre l'effort. Après une période de repos réparateur, l'activité peut être à nouveau reprise. C'est ainsi que la journée peut se dérouler fragmentée par des repos, voire même de petits sommeils réparateurs. La fatigue peut se présenter autrement et ne pas être liée forcément à l'effort, elle peut survenir à certains moments de la journée en particulier après les repas et aussi lorsque la température ambiante monte ou lorsque le patient a un épisode fébrile. Cette augmentation de la fatigue dans ces trois types d'événements doit être traitée en fonction du contexte général. Il existe une variante de fatigue très différente des précédentes, mais elle est décrite sous le même vocable : c'est une sensation d'asthénie permanente, présente même au lit, qui n'incite pas à l'effort d'autant qu'elle retentit sur toute la vie affective et intellectuelle. Le mot dépression est souvent évoqué à tort à ce propos.

— *Le trouble visuel* —

La vision est perturbée chez plus de la moitié des personnes atteintes de sclérose en plaques. Au cours de l'évolution de la maladie, les troubles peuvent se stabiliser, mais ils peuvent également s'aggraver. Certains patients sont très gênés pour lire à cause des scotomes de la baisse de l'acuité visuelle, du dédoublement des lettres, de l'instabilité des yeux due au nystagmus. Les atteintes graves bilatérales avec gêne très importante peuvent survenir mais sont rares. La névrite optique elle-même ou ses séquelles provoquent la diminution ou la perte de la vision centrale d'un œil, elle atteint exceptionnellement les deux yeux en même temps de la même façon, mais peut les atteindre successivement. Elle altère la perception des couleurs, l'appréciation des contrastes, elle entraîne des « trous » dans le champ visuel ou scotome et fait baisser de façon importante l'acuité visuelle.

La vision double ou diplopie résulte d'un trouble de la motricité de l'un ou des deux yeux, qui transmettent alors au cerveau des images décalées ou différentes au même moment, en recouvrant alternativement l'un ou l'autre œil, la vision devient nette. La diplopie est souvent passagère et en général elle régresse, dans certains cas elle peut persister dans les parties extrêmes du regard, le cerveau s'adapte souvent partiellement à ce trouble moteur et elle peut apparaître seulement épisodiquement. On peut disposer de prismes pour améliorer partiellement cette diplopie.

La vision instable souvent dans le regard vers le bas associée à une sensation de déséquilibre provient d'un nystagmus, c'est-à-dire de mouvements oculaires spontanés involontaires dans les yeux, si bien que lors de la marche la gêne est souvent importante. Ceci peut être compensé par des exercices de rééquilibration. Ce trouble peut être régressif ou persister. Comme tous les autres symptômes de la sclérose en plaques, les troubles visuels peuvent être variables dans la journée et dépendre de la fatigue, de la chaleur ambiante, du repas et même du stress de la vie courante.

— *La douleur* —

La douleur s'exprime de façon variée au cours de la sclérose en plaques. Connue depuis très longtemps, elle a été étrangement oubliée par les médecins, pour qui la sclérose en plaques ne fait pas souffrir, ce qui est totalement erroné.

Les causes en sont variées ; certaines douleurs proviennent des lésions du système nerveux, d'autres sont liées aux conséquences de la maladie : contracture musculaire, déformations articulaires, lésions osseuses ; d'autres parfois sont les complications de certains traitements : ostéoporose cortisonique, fractures, lombalgies, tassements.

Parmi les douleurs fréquemment évoquées figurent les céphalées : maux de tête diffus qui accablent le patient, chroniques ou liés aux poussées de la maladie.

Les névralgies sont des douleurs provoquées par la stimulation spontanée de neurones sensitifs. La plus fréquente, la plus évocatrice est la névralgie du trijumeau, douleur siégeant dans une hémiface, soit à la joue, soit à l'œil, au menton, réalisant des élancements très douloureux, brefs et répétés ; survenant par crises espacées ou rapprochées, elles peuvent devenir chroniques. Elles sont calmées par des traitements de fond : Dihydan®, Tegretol®, Rivotril® qui souvent fatiguent le malade, à cause de l'intensité des douleurs et de la mauvaise tolérance du traitement médicamenteux. On peut être amené à pratiquer une ou plusieurs thermo-coagulations qui parviennent à les supprimer totalement.

- Les douleurs provoquées par les lésions médullaires (altérations des cordons latéraux ou postérieurs de la moelle appelées de ce fait cordonales) sont de deux types. Les douleurs cordonales postérieures peuvent prendre le type de striction des membres, du tronc, de l'abdomen, donnant l'impression que les chevilles et les pieds sont serrés dans des brodequins trop étroits, l'impression de bandes serrées douloureuses autour de la poitrine, de périnée écrasé, d'os broyés, d'articulations rouillées, bloquées. Quelquefois des douleurs de type courant électrique parcourent le dos à la flexion antérieure du cou. Les douleurs des cordons latéraux réalisent des sensations de brûlures permanentes, obsédantes, alternant avec une impression de glace dans les extrémités. Sensations de glace et de brûlures peuvent même coexister. Ces douleurs sont améliorées par les tricycliques (Imipramine®). La stimulation de la peau par le contact peut être perçue comme une sensation douloureuse ou désagréable dans les zones concernées.
- Les contractures musculaires fréquentes peuvent par leur intensité entraîner des douleurs au cours de paroxysmes qui en particulier mettent les membres inférieurs en hyperextension ou au contraire en triple flexion. Déclenchées par des pressions même légères, elles sont très pénibles. Le traitement par des médicaments spécifiques de la contracture les améliore, mais provoque souvent une somnolence. On peut introduire ces produits en petite quantité par des microsondes placées chirurgicalement dans le canal rachidien, mais ces techniques sont réservées à certains cas particuliers et nécessitent un bilan précis qui jugera de leur faisabilité.
- Les douleurs lombaires dorsales peuvent être provoquées par les efforts excessifs que le sujet fait lorsqu'il se déplace avec difficulté à cause de la gêne motrice et la contracture des deux membres inférieurs ; il surmène ainsi des muscles affaiblis. Chez un sujet très déficitaire et assis en permanence dans un fauteuil, les dorsalgies et les lombalgies sont fréquentes : une ceinture de maintien et de la rééducation peuvent amoindrir ces douleurs.

- Les douleurs articulaires peuvent être prévenues par de bons exercices de kinésithérapie.
- Les douleurs osseuses, dues souvent à la décalcification secondaire, à l'immobilisation et à un traitement par la cortisone ont leur traitement spécifique ; l'utilisation régulière d'un verticalisateur chez les sujets au lit ou en permanence dans leur fauteuil plusieurs fois dans la journée améliore les douleurs liées à l'ostéoporose et prévient l'apparition des grandes ostéoporoses douloureuses et généralisées.

— *Les problèmes vésicaux* —

Ils gênent la vie de tous les jours ; ils peuvent trouver des solutions simples. Les problèmes vésicaux sont fréquents chez les personnes atteintes de sclérose en plaques. Ils doivent être traités pour éviter les complications, telles qu'infection et calculs des voies urinaires, ou insuffisance rénale. Il ne faut sûrement pas réduire la quantité de liquide de boisson en cas de troubles urinaires, ce qui est un premier réflexe de certaines personnes obligées de se présenter trop souvent aux toilettes.

Il s'agit soit de troubles de la *continence,* soit de troubles de la *vidange* de la vessie.

Les troubles de la continence urinaire

Les troubles de la continence urinaire sont une difficulté de contrôle de la miction : le besoin d'uriner est plus fréquent que normalement aussi bien la nuit que le jour avec une impériosité mictionnelle, c'est-à-dire que le temps qui sépare la sensation du besoin et la vidange de la vessie peut être réduit au point que dès l'apparition de la sensation de besoin, la vessie doit s'évacuer immédiatement ; le contrôle de la volonté devient inefficace ; une fuite urinaire incontrôlée se produit. Dans certains cas au contraire, le patient éprouve le besoin d'uriner mais il a de la difficulté à uriner et doit pousser pour évacuer sa vessie.

Les troubles de la vidange de la vessie

Il y a mauvaise vidange de la vessie lorsque, lors de la miction, une partie seulement du contenu de la vessie s'évacue et qu'une quantité plus ou moins importante d'urine reste dans la vessie : c'est le résidu post-mictionnel. On peut, par échographie vésicale, évaluer la présence d'un résidu après la miction et savoir ainsi si la miction est totale : souvent persiste une quantité importante d'urine. Les bactéries se multiplient aisément dans l'urine qui stagne dans la vessie, ce qui entraîne l'infection (cystite, c'est-à-dire brûlures lors de la miction et fièvre), éventuellement des complications infectieuses rénales ou générales plus ou moins graves. La persistance d'urine dans la vessie est également à l'origine de la constitution de calculs, aussi bien dans la vessie que dans les cavités rénales. La technique des autosondages peut être acquise par le patient s'il n'a pas d'empêchement sur le plan moteur sensitif et visuel et aider ainsi à la vidange complète de la vessie.

Que faire ?

En cas de troubles urinaires, il est indispensable de consulter un médecin qui établira un bilan précis des troubles vésicaux par un examen urodynamique : ne tenir compte que des symptômes peuvent être une source de complications, le bilan de la fonction vésicale doit être très précis pour pouvoir prescrire le traitement le mieux approprié à chaque type de mauvais fonctionnement de la vessie.

Afin d'y remédier on utilisera donc après bilan soit des médicaments appropriés au type de troubles, soit des méthodes de rééducation vésicale. Surtout on s'efforcera par tous les moyens de vider la vessie, y compris par les autosondages qui améliorent la symptomatologie urinaire, offrent un confort social, évitant de se lever plusieurs fois la nuit et de rester plusieurs heures sans miction le jour.

Chaque patient réagit différemment au traitement proposé, une période de tâtonnements est souvent nécessaire ; la patience est indispensable pour trouver le traitement adapté afin d'éviter les complications rénales qui aboutissent à l'insuffisance rénale, laquelle devrait être de nos jours totalement évitée.

— *Les troubles de la déglutition* —

Les lésions du tronc cérébral provoquent des troubles de la déglutition avec le risque de fausses routes : au début ce sont les liquides qui les provoquent, la salive en particulier ; puis les solides : l'obstruction complète ou incomplète des voies respiratoires par des particules alimentaires entraîne un étouffement avec asphyxie.

Prévention

Ces complications sont à redouter dès qu'il existe des modifications de la voix, dès que le patient se plaint d'avoir de petites difficultés à avaler, dès que surviennent des épisodes bronchitiques « à répétition » sans cause apparente provoqués en fait par les premières fausses routes, passées inaperçues.

Mesures à prendre

- On peut essayer de restaurer partiellement les possibilités de déglutition en stimulant les réflexes du voile du palais.
- Dans le cas d'absorption de liquide, on doit conseiller l'ingestion par petites quantités en utilisant une paille coudée. Il faut ajouter à l'eau du sirop ou du pectose.
- Les aliments solides seront coupés en fins morceaux, en particulier la viande ; les médicaments sous forme de dragées seront pilés. Les peaux des légumes et des fruits sont à éviter.
- Certains médicaments aggravent les troubles, en particulier les tranquillisants, les benzodiazépines ; la fièvre gêne la déglutition et fait courir les risques de fausses routes.
- En cas de fausse route, quand on pense qu'un élément solide bloque le conduit aérien, un geste d'urgence peut sauver la situation, effectué soit par une tierce personne, soit par le malade lui-même s'il est seul. La tierce personne doit se mettre derrière le patient, plaquer le pouce du poing gauche fermé sur l'estomac, le bras droit enveloppant le tronc du malade, la main droite saisissant le poing gauche ; elle exercera ainsi une forte pres-

sion ascensionnelle qui permettra l'expulsion de l'aliment qui obstrue les voix respiratoires. Si le malade est seul à la maison, il peut poser l'estomac sur un plan dur (bord de table, dossier de chaise) et appuyer très fort.

— La diminution de la force musculaire —

C'est un des symptômes les plus gênants de la maladie. Il ne se produit pas fatalement de la façon dont on va l'analyser ; de nombreuses personnes atteintes de sclérose en plaques n'auront jamais ce trouble moteur, ni avec cette intensité ni avec ce profil, mais cette évolution péjorative représente la crainte, la hantise de toute personne qui vient d'apprendre qu'il est atteint de sclérose en plaques.

La diminution motrice peut survenir brusquement ou rapidement au cours d'une poussée, régresser partiellement ou totalement après celle-ci ; elle peut être la résultante d'une série de poussées avec aggravations successives, mais dans un grand nombre de cas, le trouble déficitaire moteur au cours de la sclérose en plaques s'installe progressivement et insidieusement d'année en année dans la deuxième partie de la maladie, vingt ans ou davantage après le début ; le patient sent ses forces musculaires diminuer d'abord dans les membres inférieurs réduisant le périmètre de marche, gagner le tronc ; la station debout prolongée devient pénible ; le déplacement est de plus en plus difficile, la montée des escaliers exige de l'aide.

Ce déficit moteur joint à la fatigabilité réduit les possibilités existentielles que le patient peut gérer au mieux de ses intérêts, en répartissant ses efforts tout au long de la journée. C'est ce trouble moteur progressif important qui va obliger le patient à s'aider d'appareillage (canne, cannes anglaises, déambulateur, fauteuil roulant ordinaire ou électrique) lui permettant de compenser ses troubles déficitaires, de pouvoir garder une certaine mobilité, par là même le plus d'autonomie possible dans l'existence et le maintien d'une vie sociale adaptée.

Dans certains cas le déficit, la contracture sont devenus si importants que le patient ne peut marcher ; il peut se lever seul de son fauteuil, s'y asseoir, passer du fauteuil au lit, au siège des toilettes ou au siège de sa douche, il garde ainsi une autonomie pour les actes essentiels de l'existence ce qui vis-à-vis de son entourage lui assure un certain degré d'indépendance ; il a conservé le contrôle de ces actes intimes et personnels.

Un nouveau stade peut être atteint si le trouble moteur gagne les membres supérieurs ; généralement un seul membre supérieur est atteint. Il est important que le patient utilise et apprenne à se servir au mieux des forces qui lui restent pour contrôler ce déficit. L'écriture peut être aidée par l'utilisation de clavier informatique. Il est essentiel de conserver, le plus longtemps possible, une expression écrite qui permet notamment le contact avec des amis ou correspondants, la tenue de ses papiers personnels (Sécurité sociale, budget).

L'entraînement de la main gauche en cas de défaillance de la droite peut rendre un grand service. Le déficit peut atteindre quelquefois les deux membres supérieurs. Les transferts du lit au fauteuil, du fauteuil au siège des toilettes ou sur le siège de la douche doivent être assistés par les proches ou le personnel soignant. Lorsque l'alimentation ne peut plus être assurée par le patient seul, il doit alors bénéficier de l'aide permanente d'une tierce personne.

Cette progression du déficit est naturellement génératrice d'angoisse. Mais la décision d'en prendre le contrôle par le patient et son entourage, de s'adapter de façon réaliste au handicap évolutif, représente une victoire dans un combat malheureusement trop souvent considéré comme perdu d'avance.

— L'incoordination motrice —

Elle résulte du syndrome cérébelleux, des troubles sensitifs profonds et quelquefois d'un syndrome vestibulaire – ou de l'association des trois. Si l'incoordination atteint les membres inférieurs, elle provoque des troubles de la marche avec embardées comme si le sujet était saoul, des difficultés à descendre un escalier ou un trottoir. La canne n'aide pas, seul un appui fixe (un mur, des meubles dans l'appartement, un bras extérieur) compense partiellement le trouble et permet une réalisation de la marche sans chute. Si l'incoordination frappe les membres supérieurs, des difficultés à bien contrôler le mouvement des bras et des mains, des maladresses avec chute d'objets des mains et gêne de l'écriture s'observent. Parfois un tremblement important apparaît lors des mouvements volontaires d'un bras ou deux et provoque une gêne souvent modérée, parfois importante. Ce type d'incoordination permet la poursuite de mouvements globaux comme l'habillage, l'alimentation mais rend difficiles l'écriture et les mouvements fins des doigts.

Dans quelques cas précis, le tremblement est très marqué dans le maintien de l'attitude et seulement lorsque le sujet arrête son geste et fixe la main ou le doigt sur le nez au cours de l'examen. Ce tremblement d'attitude crée une véritable infirmité dans la vie courante. Il existe des médicaments à action partielle sur de tels troubles, mais on a proposé des interventions sur le système nerveux pour supprimer ce tremblement d'attitude s'il est isolé d'une part et s'il est trop invalidant d'autre part : il s'agit de stimulations sélectives, méthodes que l'on emploie pour le traitement d'attitude isolée ou pour le tremblement parkinsonien. Elles ne sont pas assez expérimentées pour pouvoir être conseillées sans beaucoup de réserves. Elles ne peuvent d'ailleurs être utilisées que s'il n'y a pas, associé à ce tremblement d'attitude, un syndrome cérébelleux. L'association d'une diminution de la force musculaire et d'une incoordination motrice entraîne une plus grande restriction de l'activité. La rééducation fonctionnelle devra avoir pour objectif de restituer au sujet certains gestes indispensables, certains procédés pour pouvoir réaliser certaines actions indispensables.

■ Atteintes des fonctions supérieures

Lorsqu'on aborde les problèmes émotionnels et intellectuels de la sclérose en plaques, les études faites jusqu'à ce jour n'aboutissent pas à un consensus. Si l'on aborde d'abord tout simplement le problème de la dépression, l'évaluation de la dépression dans la sclérose en plaques passe de 25 à 90 % selon les études. Comment expliquer de telles variations ? Ne faudrait-il pas prendre en compte le moment de la maladie, le type de personnalité et donc la réaction personnelle à cette maladie ? D'autre part, les lésions de la sclérose en plaques peuvent siéger dans des régions du cerveau, comme le lobe temporal et le lobe frontal, qui participent au contrôle des émotions : il est difficile de séparer dans les perturbations affectives ce qui revient aux lésions de la maladie elle-même et ce qui est une réaction aux difficultés existentielles provoquée par elle ou qu'elle risque de provoquer à l'avenir. Si on analyse la dépression en fonction de l'évolution de la maladie, l'on retient que les accès de dépression précèdent ou accompagnent les poussées de la maladie, alors qu'ils sont moins fréquents dans les périodes de stabilité. En ce qui concerne le rôle des stress émotionnels dans le déclenchement des poussées et dans l'aggravation de la maladie, il ressort simplement des nombreuses études faites à ce sujet que s'il y a une action elle reste minime... Des études bien conduites s'avèrent encore nécessaires pour une réponse satisfaisante à ce problème.

On constate qu'au fur et à mesure que la maladie invalidante progresse, le mécanisme du déni, qui au départ a pu être une défense contre la maladie, commence à faiblir. Si beaucoup de personnes ont de la difficulté au début à accepter la possibilité de voir survenir le handicap, sa présence permanente, obsédante, les oblige le plus souvent à « se faire une raison ». Mais l'acceptation progressive de la réalité, lors de la progression du déficit, en particulier la prise de conscience du handicap, expose le patient au risque de la dépression. Il se peut que les efforts ambivalents ou inefficaces de déni prolongé soient en fait non pas le déni de la maladie, mais plutôt le déni de la dépression. Il n'empêche qu'il serait plus profitable à la personne atteinte de sclérose en plaques de pouvoir aborder tôt le problème de sa dépression, que de laisser cette dépression traîner ou apparaître tardivement, au moment où vivre son handicap exigerait d'elle le maximum d'énergie et d'investissement.

Parler de la dépression n'est pas facile, le premier temps doit conduire à la conviction que l'on est déprimé. Dans la mesure où l'on se reconnaît comme tel, on peut alors aborder le deuxième temps, parler à la famille, aux amis : quelquefois ceci peut suffire à aller mieux, à ne pas ajouter au handicap physique une infirmité psychique importante – le refus de vivre et le refus de s'adapter. Lorsque le sentiment de dépression est profond, le patient, aidé par son entourage, a la possibilité d'amorcer le dialogue avec quelqu'un de spécialisé. Il a certes perdu une ancienne capacité, mais il en conserve d'autres. D'autre part il peut développer certaines capacités auxquelles il n'avait pas pensé auparavant : un horizon différent, certes, mais qui peut être vécu de façon tout à fait positive et valoir celui qui a été abandonné. Rester fixé aux pertes que l'on a éprouvées, ne pas en faire le deuil, empêche d'envisager les possibilités psychiques et physiques qui se présentent. Jour après jour, mois après mois, il faut savoir s'adapter et ceci n'est pas facile : des moments de découragement peuvent survenir. Des activités auxquelles on attachait beaucoup d'importance peuvent apparaître soudainement futiles et de nouveaux foyers d'intérêt peuvent prendre toute leur ampleur : trouver une oreille qui sait écouter, arriver à un rythme de vie, élaborer une vie relationnelle importante et adaptée à ses moyens – il faut que la personne garde son estime pour soi-même et les autres pourront bien entendu l'aimer et l'estimer. C'est justement le déni de la maladie et de la dépression qui peut pendant un certain temps bloquer et retarder cette évolution.

En dehors de la dépression, d'autres modifications émotionnelles ont été décrites et observées comme liées à la sclérose en plaques : deux particulièrement sont citées depuis très longtemps parmi les auteurs spécialisés dans cette maladie, d'une part l'euphorie et d'autre part la labilité émotionnelle.

— Euphorie —

Elle a été décrite comme un signe distinctif de la maladie. Cette sensation exagérée, inadaptée de bien-être a été regardée comme caractéristique de la maladie et généralement accompagnée d'un affaiblissement intellectuel. Pour cette raison, on a cru que c'était un résultat direct de la démyélinisation. Aujourd'hui l'euphorie semble être moins fréquemment observée que du temps de Charcot ; les cliniciens croient néanmoins qu'elle est associée à une maladie déjà évoluée ; le déclin intellectuel y est associé, quoiqu'il n'y ait pas eu de recherches pour le confirmer.

— *Syndrome pseudo-bulbaire* —

On peut voir survenir de façon tout à fait spontanée des accès de rire et de pleurs qui ne correspondent pas aux sentiments que la personne éprouve. Il s'agit simplement de l'apparence d'émotions et non d'une émotion véritable. Ce rire et ces pleurs incontrôlés sont provoqués par des lésions bilatérales de la substance blanche.

— *Changements intellectuels dans la sclérose en plaques* —

Très tôt on a reconnu que des perturbations intellectuelles pouvaient être provoquées par la maladie elle-même ; puis, comme pour les douleurs, on a minimisé leur importance. Des controverses ont eu lieu à ce sujet et même aujourd'hui il est difficile d'affirmer avec certitude la nature, la fréquence et la sévérité des troubles intellectuels dans la sclérose en plaques. Les études actuelles de la fréquence de tels changements s'établissent entre 25 et 65 % des cas de sclérose en plaques. On estime approximativement à 40 ou 50 % en moyenne les personnes avec sclérose en plaques qui auraient des déficits intellectuels, mesurés par des tests psychologiques appropriés. De tels changements sont habituellement subtils : seul un petit nombre (moins de 10 % de tous ces patients) a des modifications suffisamment sévères pour limiter leur fonctionnement quotidien ; comparés au déficit moteur, à l'incoordination, à la fatigue et aux problèmes visuels, les changements intellectuels sont une cause très rare de limitation de l'existence de la personne atteinte de sclérose en plaques.

Comme la démyélinisation peut affecter n'importe quelle région de la substance blanche, plusieurs fonctions peuvent être concernées, quoiqu'il n'y ait pas de consensus à ce sujet. Les troubles les plus fréquemment cités sont la difficulté à la concentration intellectuelle, la difficulté de mémoire pour les événements récents, les difficultés d'abstraction, la diminution de la fluence verbale, l'altération du jugement. Ces problèmes deviennent en général plus fréquents au fur et à mesure que la maladie s'aggrave et progresse dans le temps. Ceci ne veut pas dire que tous les patients sont affectés, car de nombreuses personnes atteintes d'une maladie très évoluée sont parfaitement normales au point de vue intellectuel.

■ Troubles sexuels

Les lésions provoquées par la sclérose en plaques peuvent intervenir dans le fonctionnement sexuel. D'une part le système nerveux autonome qui intervient dans la vie émotionnelle peut être lésé et perturber directement la libido. La réponse sexuelle peut en être affectée : il peut y avoir une dissociation entre d'une part la stimulation émotionnelle et visuelle (altérée) et d'autre part le déclenchement de la réaction sexuelle par la stimulation physique (conservé). La sensibilité périnéale ou vaginale peut dans certains cas être diminuée ou abolie, le toucher de ces régions peut être perçu comme désagréable ou douloureux. Les conséquences sont souvent une incapacité à l'érection complète, la diminution de la lubrification vaginale, des difficultés à parvenir à un orgasme, l'absence ou le retard de l'éjaculation ; ces complications sont liées aux lésions de la moelle. À ces troubles purement sexuels s'associent la fatigabilité, la difficulté motrice, la contracture, les troubles sphinctériens et urinaires. Ces sortes de problèmes physiques, sexuels ou autres, perturbent la vie sexuelle du couple et peuvent facilement conduire à des réactions émotionnelles négatives. Ainsi chez l'homme la diminution d'érection peut être ressentie comme une atteinte à sa virilité et lui poser un gros problème dans sa relation vis-à-vis de sa compagne ; chez la femme la diminution de la réponse peut être perçue comme une amorce de frigidité. Les deux peuvent ainsi penser que leur corps n'est plus attractif pour le partenaire. Ces réactions négatives devraient être abordées dans le couple : en parler, expliquer ce qu'il ressent, d'abord à son conjoint puis à son médecin paraît être le premier temps de la solution du problème ; de plus en plus les médecins sont prêts à aborder avec les patients ce sujet, considéré longtemps comme un tabou. La relation sexuelle est un aspect de la vie affective globale, il est donc normal d'en parler si l'on veut trouver une solution à ce problème.

Par comparaison, de même qu'il y a des moyens pour remédier à la réduction de la mobilité, il y a des moyens pour avoir des possibilités de relations sexuelles différentes, qui apportent plaisir et satisfaction aux deux partenaires autrement que par le rapport sexuel habituel, devenu difficile ou impossible. Mais il est évident que cette recherche de nouvelles voies du plaisir dépend de facteurs culturels, de facteurs éducatifs, des idées reçues sur la sexualité dans l'enfance, sur ce qui est bien, sur ce qui est mal. Ainsi les deux partenaires doivent pouvoir analyser ensemble les atteintes réciproques afin de pouvoir arriver à des solutions décidées d'un commun accord, centrées non sur la performance, mais sur la recherche de plaisir réciproque.

Les conséquences de la maladie : le handicap

Les éléments neurologiques qui ont été passés en revue dans le chapitre précédent n'existent pas forcément chez tous les malades ; certains troubles neurologiques restent très atténués, d'autres sont très importants ; les uns se succèdent aux autres. Ils risquent d'aboutir, associés les uns aux autres, à une gêne permanente qui va donc entraîner une restriction à l'activité et former ce que l'on appelle le *handicap*. La personne ayant une sclérose en plaques et ayant une limitation de ses activités, c'est-à-dire une incapacité, devient donc un *handicapé*.

En fait l'incapacité de la sclérose en plaques est assez difficile à évaluer sur le plan objectif : les variations sont importantes selon les moments de la journée, selon les événements extérieurs, les repas, la chaleur, les émotions, les stress, les contrariétés : si bien qu'à tel moment de la journée, les possibilités fonctionnelles seront plus grandes qu'à un autre moment.

■ La réduction de la mobilité

Les troubles moteurs neurologiques chroniques dont on a fait précédemment l'exposé ont pour conséquence une restriction de la mobilité : la course peut devenir impossible, la station debout pénible, la marche seule limitée voire impossible. L'utilisation d'un appareillage est nécessaire et permettra plus d'indépendance ; lorsque le malade aura compris et admis, ce qui est très difficile au départ, qu'il peut faire davantage en l'utilisant, il surmontera ce que l'on pourrait appeler « une blessure » ; ce pas supplémentaire dans l'acceptation de la réduction de sa mobilité le conduira plus sûrement au « vivre avec ».

Une canne simple, des cannes anglaises sont souvent nécessaires pour pouvoir sortir et faire ses courses seul. En cas de trouble important de l'équilibre, la canne aide peu, mais l'appui d'un bras est efficace et plus facilement accepté. Dans le déplacement à l'intérieur de l'appartement, l'appui aux meubles, à des barres bien adaptées, facilite le déplacement. Le déambulateur, éventuellement avec un siège, permet en cas de troubles de l'équilibre et moteurs plus prononcés, une indépendance dans l'appartement. Le Caddie roulant des supermarchés, utilisé comme un déambulateur, facilite aussi le déplacement dans ce type d'espace.

En cas de troubles déficitaires plus marqués, le fauteuil roulant s'avère un appareillage indispensable. Le fauteuil roulant a été, pendant des années d'évolution de la maladie, la hantise de la personne atteinte de sclérose en plaques. Il va lui permettre en fait plus d'autonomie, plus d'indépendance dans ses déplacements. Aussi le malade ne doit pas s'obstiner à marcher avec une canne, si au bout de quelques pas, épuisé, il lui faut s'asseoir. L'acceptation du fauteuil roulant représente pour la personne atteinte de sclérose en plaques une étape psychologique difficile, mais qu'il aurait tort de repousser trop longtemps : il ne doit pas attendre que la marche soit devenue totalement impossible pour l'accepter. Il faut faire admettre aux caisses de Sécurité sociale que le fauteuil roulant, et en particulier le fauteuil roulant électrique, doit être pris en charge en même temps que les cannes et le déambulateur, ce qui paraît souvent un comble à ces organismes : le fauteuil roulant va permettre de faire une partie du trajet et de conserver une mobilité, une autonomie, le patient pourra sortir de son fauteuil roulant, s'aider de son déambulateur et de ses cannes pour ce qui reste à faire comme marche. Cet appareillage lui permettra de conserver ses relations extérieures, ses activités sociales ; s'il attend trop longtemps, il se coupe de toutes ses relations ; rompu, le contact sera difficile à renouer.

■ Problèmes d'accessibilité

Ceci découle de la réduction de mobilité et de l'obligation dans laquelle se trouve la personne atteinte d'utiliser un appareillage. Le problème de l'accessibilité peut se poser partout, au travail, à la maison, dans les transports en commun, dans les transports personnels, dans la rue, dans les lieux publics, à la gare, à l'aéroport, dans les magasins, au cinéma.

Au travail

Pour le sclérosé en plaques qui continue à travailler avec un handicap moteur, c'est le problème de l'aménagement, de l'adaptation du lieu qu'il doit atteindre depuis son domicile jusqu'à son poste de travail. Y a-t-il des toilettes à proximité ? La cantine est-elle accessible ? Le parking pour sa voiture personnelle, s'il en a une, est-il à proximité ? N'y a-t-il pas trop de distance à faire, trop d'escaliers à monter ?

À la maison

Les couloirs et les portes doivent être assez larges pour permettre le passage d'un fauteuil roulant ; dans l'appartement ou la maison des aménagements souvent simples améliorent la qualité de vie : la hauteur des lavabos et des toilettes, l'accessibilité de la douche. Dans l'immeuble, la largeur suffisante de l'ascenseur, l'absence des trois petites marches décoratives du hall d'entrée sont des nécessités ; dans la rue, la largeur des trottoirs, leur accessibilité, trop souvent empêchée par le stationnement de voitures ; dans les bâtiments publics, l'aménagement des lieux de distraction, de l'entrée et de l'ascenseur pour les personnes handicapées.

Il reste donc à convaincre les promoteurs, les pouvoirs publics (mairies, préfectures, conseils généraux et régionaux) qu'à l'avenir, on fasse plus, plus vite et davantage pour l'intégration du handicapé dans l'appartement, dans l'immeuble, dans la rue, dans les transports publics.

■ Problèmes du travail

Le retentissement de la maladie sur le travail est rapide. La période des poussées évolutives entraîne nécessairement des arrêts de travail, qui doivent être acceptés par le patient et l'entreprise. Le poste de travail peut être réintégré après la poussée ; l'absentéisme ainsi provoqué doit être compris. Le diagnostic est rarement connu à ce stade du médecin du travail et du milieu où le patient travaille.

Si la sclérose en plaques provoque une incapacité permanente, c'est-à-dire une réduction des possibilités motrices : difficultés à se déplacer par suite de troubles moteurs ou de la coordination des mains, fatigabilité, le problème est différent selon la nature du travail et celui de la formation. Dans le cadre d'un travail manuel, la déficience motrice arrête très rapidement l'activité professionnelle.

Tout dépend alors de la formation antérieure du travailleur manuel, s'il est capable d'acquérir une nouvelle formation en utilisant les nouvelles technologies informatiques. Les organismes de reclassement professionnel de la Sécurité sociale, après bilan médical et professionnel, proposent des stages inadaptés aux sclérosés en plaques (éloignement, horaires).

Le problème est différent dans le cas d'un travail intellectuel ou d'un travail de bureau ; il s'agit alors essentiellement de l'accessibilité du poste de travail et de l'adaptation des horaires de déplacement pour se rendre du domicile au lieu de travail, de l'accès au parking, à la cantine, aux toilettes... Tout doit pouvoir être résolu au cas par cas dans l'emploi déjà occupé ; des aménagements d'horaires sont parfois nécessaires à cause de la fatigabilité.

Avec les nouvelles technologies informatiques, on peut pallier certaines difficultés visuelles ou de coordination des membres supérieurs et pendant plusieurs années de maladie, la personne atteinte de sclérose en plaques peut rester intégrée au milieu du travail de façon acceptable pour tous. Dans ce cas le milieu du travail est prévenu, le médecin du travail, l'entourage ; la loi qui prévoit un quota de handicapés dans l'entreprise peut faciliter cette intégration – ce qui implique que la personne ait obtenu des services compétents de la COTOREP la reconnaissance de son handicap*.

Un cas particulier est celui des cadres supérieurs qui ont en général des horaires très lourds, surtout le soir, des déplacements très fréquents, des performances obligées où la fatigabilité n'est pas acceptée, où l'incertitude de l'emploi du temps empêcherait de prendre avec toute la rapidité souhaitée des décisions importantes. Dans ce cas, il faut bien reconnaître que le travail est rapidement perturbé par les difficultés inhérentes à la sclérose en plaques.

---

* Voir les « Renseignements pratiques » à la fin du présent ouvrage.

Deuxième partie

Le traitement

Le diagnostic

L e diagnostic de sclérose en plaques est toujours difficile à établir. Il n'existe pas actuellement de critères de certitude.

Comme on va le voir, il est basé sur des éléments qui apparaissent de façon variable, plus ou moins lentement dans le temps. Si, à un moment de l'évolution, certains arguments peuvent faire évoquer au médecin *la possibilité* d'une sclérose en plaques, il faut souvent encore du temps ou encore des examens soit pour éliminer une autre maladie, soit pour attendre la survenue d'un signe qui permettra de passer au diagnostic *probable*.

À quel moment de l'évolution de la maladie le diagnostic passe-t-il de la possibilité de sclérose en plaques à la probabilité ? Il est une période de symptômes où le diagnostic, même avec les moyens modernes de visualisation, ne peut être affirmé ; le médecin ne peut ni conclure ni annoncer le diagnostic. Les troubles fonctionnels peuvent être dus à une autre cause ; la sclérose en plaques est seulement possible, mais si le médecin a une suspicion il n'a pas de preuve suffisante. Les progrès de la technologie ont mis à la disposition des médecins des moyens qui avancent le diagnostic dans le temps, mais qui ne peuvent pas suffire.

■ Le diagnostic est probable

En effet, le diagnostic reste toujours clinique ; les examens complémentaires, si sophistiqués qu'ils puissent être, ne sont qu'un complément aux données que la personne atteinte de sclérose en plaques livre au médecin, lors des entretiens successifs, et aux renseignements fournis par l'examen neurologique : par exemple quand le médecin demande au patient de marcher devant lui, ce qu'il observe est très important : il peut remarquer immédiatement les modifications de l'équilibre, la faiblesse d'un membre, la raideur musculaire ; il va essayer de confirmer par l'examen clinique de la force musculaire, du mouvement coordonné, du jeu des globes oculaires et de la percussion des réflexes ce qu'il a observé lors de la marche. Aussi envisage-t-on la probabilité d'une sclérose en plaques quand les symptômes ont commencé entre quinze et cinquante ans, le plus souvent dans la troisième décade de la vie, que les signes (c'est-à-dire ce que le médecin constate à l'examen) traduisent des lésions disséminées dans la substance blanche du cerveau, du cervelet, de la moelle et du nerf optique, que l'évolution dure déjà depuis plusieurs mois, qu'il n'y a aucun argument en faveur d'une maladie d'ordre général, les tests sanguins de laboratoire étant normaux et le système nerveux étant seul atteint.

Des symptômes isolés, sans signe objectif, ne permettent pas de faire le diagnostic probable d'une maladie organique du système nerveux. Ainsi certaines personnes ont des symptômes intermittents ; elles vivent dans une certaine angoisse, car elles ressentent quelque chose mais le médecin ne retrouve aucun signe clinique. La période qui précède le diagnostic de la maladie peut être longue.

Les examens complémentaires apportent seulement une aide au diagnostic clinique, le rendant plus précoce dans l'évolution de la maladie. Trois types d'examens sont actuellement proposés : les *potentiels évoqués*, l'examen du *liquide céphalo-rachidien*, *l'imagerie par résonance magnétique* (IRM). Sans une histoire clinique de maladie, ces examens ne permettent aucun diagnostic.

Les potentiels évoqués

Les potentiels évoqués *visuels* permettent d'étudier la vitesse d'un influx nerveux parcourant les voies visuelles. La stimulation se fait par des damiers inversés qui sont présentés devant les yeux de la personne atteinte ; on mesure la vitesse de l'influx nerveux déclenché par la stimulation tout le long de la voie visuelle : sur le nerf optique, sur les voies qui sont en arrière du nerf optique et jusqu'au cortex occipital, c'est-à-dire à la terminaison des voies optiques. Par cette méthode, on peut localiser le ralentissement de la vitesse de l'influx nerveux, donc la lésion de la myéline sur un point précis de la voie visuelle.

Les potentiels évoqués *auditifs* sont recherchés en envoyant des sons dans les deux oreilles et en étudiant la vitesse de conduction de l'influx qui passe par les voies auditives, essentiellement dans le tronc cérébral, jusqu'au cortex temporal : on pourra ainsi apprécier le ralentissement de l'influx nerveux sur les voies auditives, lesquelles parcourent le tronc cérébral si souvent atteint dans la sclérose en plaques : cet examen fournit des renseignements précis sur cette région du système nerveux.

Les potentiels évoqués *somesthésiques* évaluent la vitesse de conduction sensitive dans la moelle, le tronc cérébral, le thalamus, le cerveau jusqu'au cortex pariétal. Comme l'on peut suivre l'influx nerveux à partir de la stimulation cutanée (soit de la main, soit du pied) tout le long de son trajet central jusqu'au cortex, on peut localiser ainsi les zones de désorganisation de la voie sensitive dans la *moelle*, le *tronc cérébral*, le *cerveau* : il faut rappeler que ces trois techniques ne montrent que la localisation de lésions de démyélinisation, mais ne sont pas spécifiques de la sclérose en plaques.

L'examen du liquide céphalo-rachidien

Il n'existe pas actuellement de test biologique sanguin de pratique courante qui permette de faire le diagnostic de la maladie. La biologie usuelle du sang circulant, par exemple l'hémogramme, la vitesse de sédimentation, la glycémie, les fonctions rénales et hépatiques sont normales chez le sujet atteint de sclérose en plaques. S'il existe des perturbations du système lymphocytaire des lymphocytes T et B, ces anomalies ne sont pas spécifiques et ces examens ne sont pas de pratique courante. Les anomalies lymphocytaires qui ont été retrouvées essentiellement dans les lymphocytes présents dans le cerveau ne sont donc pas une méthode de diagnostic, ou un test de diagnostic qui serait spécifique.

En revanche les anomalies du liquide céphalo-rachidien sont fréquentes : le nombre de lymphocytes est augmenté au-dessus de trois éléments par mg. Cette augmentation, même inconstante, est très évocatrice si elle est présente. Les protéines sont modifiées, c'est-à-dire que les gammaglobulines sont augmentées en quantité et surtout elles sont de nature différente des gamma-globulines normales : elles prennent à l'électrophorèse une répartition que l'on appelle oligoclonale, c'est-à-dire qu'elles précipitent en deux ou trois pics et correspondent à ce qui pourrait être un anticorps dirigé contre la myéline sécrété par un petit nombre de clones de lymphocytes. Ces modifications du liquide céphalo-rachidien ne sont pas spécifiques de la sclérose en plaques, car elles peuvent exister dans d'autres maladies ; associées à la clinique, elles sont un argument de plus pour le diagnostic.

L'imagerie par résonance magnétique

Enfin la dernière technique de mesure de la densité du système nerveux est l'imagerie par résonance nucléaire, nouvelle technique de visualisation de l'organisme et en particulier du système nerveux ; cette méthode, plus fine que la radiologie classique, a permis de mettre en évidence des anomalies de la substance blanche qui n'étaient pas visibles sur les scanners pratiqués avec les rayons X.

En cas de sclérose en plaques apparaissent des images arrondies dans la substance blanche, plus ou moins nombreuses, de taille variable, correspondant aux différentes lésions de la sclérose en plaques, mais on ne sait pas encore la constitution exacte de la lésion qui donne cette image. Il peut s'agir soit de plaques de démyélinisation ou de sclérose, soit de zones d'inflammation du système nerveux ; de plus les images ne sont pas spécifiques de la sclérose en plaques et peuvent se voir dans d'autres maladies.

Cette technique ne permet pas non plus d'évaluer l'âge des plaques, si celles-ci sont récentes ou anciennes, cicatrisées ou évolutives : des méthodes de perfectionnement sont à l'étude. On sait par exemple que les injections de gadolinium cernent des lésions récentes. Ainsi les examens successifs en résonance magnétique nucléaire permettent de surveiller l'évolution de la maladie en comptabilisant le nombre des images, surtout en mettant en évidence des plaques récentes par injection de gadolinium et en observant les images anciennes. C'est une méthode qui permet théoriquement de connaître l'évolutivité anatomique de la maladie, mais elle ne peut être utilisée que dans le cadre d'essais cliniques et thérapeutiques ou de travaux scientifiques : elle ne peut en aucun cas être proposée comme surveillance de routine d'un patient atteint de sclérose en plaques, car on n'en connaît pas encore la signification réelle. Si l'encéphale et le cervelet sont faciles à examiner par cette méthode, il y a des régions où les lésions sont actuellement plus difficiles à mettre en évidence, notamment la moelle et les nerfs optiques, qui sont si fréquemment touchés dans la sclérose en plaques.

« Existe-t-il des éléments de certitude ? »

On ne connaît pas à l'heure actuelle de test spécifique qui soit positif dans la sclérose en plaques et négatif dans les autres maladies. Toute découverte nouvelle en matière de sclérose en plaques donne lieu à des publications rapides, mais avant de passer au stade d'application et de vulgarisation, comme en tout domaine scientifique, il s'écoule souvent plusieurs mois et même plusieurs années.

Jusqu'alors le diagnostic comme on l'a vu est basé sur une probabilité qui devient au fur et à mesure de l'évolution de plus en plus grande, jusqu'à confiner à une *quasi-certitude*.

■ Doit-on dire la vérité au malade ?

La question de savoir s'il faut dire la vérité au malade a soulevé bien des controverses. Il n'existe pas de réponse simple à cette question. Certains médecins se demandent donc s'ils doivent faire ce qu'ils pensent devoir être fait, même si cela va à l'encontre des désirs du patient. Il est bien difficile en réalité de connaître les besoins exacts du malade. Le médecin doit considérer l'effet du diagnostic sur le patient et respecter sa liberté. Le médecin est au service de son patient et de la famille de celui-ci. Il doit donner tous les renseignements et tout l'appui nécessaire pour s'adapter aux exigences de l'avenir incertain du malade. Le médecin n'est pas possesseur du diagnostic, c'est le patient qui est atteint de la maladie qui doit, en fin de compte, ainsi que sa famille, décider de ce qui sera fait. On ne peut imposer la vérité à qui ne veut pas l'entendre, pas plus qu'on ne doit la cacher entièrement : l'annonce du diagnostic doit se faire avec beaucoup de précautions et parfois par étapes.

■ Comment doit-on la dire et qui doit la dire ?

Deux éventualités sont possibles : le diagnostic est fait par un médecin qui connaît bien son patient ; le diagnostic est fait par un neurologue consultant qui examine une seule fois le malade.

C'est bien sûr dans le cas du médecin qui connaît le malade depuis plusieurs mois, depuis plusieurs années, qui a établi des rapports médecin-malade nets, clairs, sans confusion, basés sur la confiance que le malade lui fait et sur la bonne compréhension qu'il a du malade, que l'éventualité est la plus favorable pour livrer le nom de la maladie. Cela apporte alors un soulagement au malade qui enfin est reconnu comme tel et apprend que les symptômes et les signes dont il souffre depuis longtemps sont identifiés. Il n'est donc plus le malade imaginaire qu'on l'accusait d'être. Il n'est pas atteint d'un cancer qu'il redoutait tant. Mais en fait, immédiatement, au moment où il apprend le nom de la maladie, il va savoir, dès qu'il posera des questions, que cette maladie est une maladie « inguérissable ». Cette nouvelle – que l'on est atteint d'une maladie qui n'a pas de traitement radical – provoque généralement un très grand choc ; c'est d'ailleurs pourquoi certains médecins préfèrent retarder l'annonce du diagnostic à une période où la maladie sera plus invalidante. Mais la plupart des patients interrogés sont mécontents qu'on leur ait caché le diagnostic pendant un certain temps et d'avoir été bernés ainsi et traités comme des enfants ; ils demandent tous à être traités comme adultes, si douloureux cela soit-il.

Quand c'est le neurologue qui a les éléments du diagnostic, qui examine pendant une seule consultation le malade, il lui est difficile d'annoncer de but en blanc le nom de la maladie et les difficultés majeures qu'elle entraîne. La plupart du temps le neurologue prend comme relais le médecin traitant, si ce dernier connaît bien le malade.

Lorsqu'il est chargé du diagnostic et de l'annonce au malade, il ne peut le faire qu'en *plusieurs étapes* et à l'occasion de *plusieurs consultations :* il ne peut pas lors de la première entrevue, sans connaître le malade, annoncer la maladie et toutes ses conséquences.

Il faut savoir que, pour dire la vérité, le médecin doit combattre deux sentiments puissants : son angoisse personnelle devant le fait d'annoncer une maladie grave, son impuissance à guérir ; mais en fait, s'il ne guérit pas, *il soigne :* il peut apporter au patient des informations que celui-ci doit connaître pour bien comprendre la maladie dont il est atteint, afin qu'il puisse en prendre lui-même le contrôle le mieux possible ; d'autre part le médecin va faire partie des gens qui conseilleront le patient tout au long de sa maladie, si ce dernier le souhaite.

Une question peut venir à l'esprit du malade et le médecin ne doit pas en être choqué : « Êtes-vous sûr du diagnostic ? Est-ce qu'il n'y a pas d'erreur possible ? » Cette question est de la part du malade une bonne question : le médecin a la faculté de répondre des choses très simples, en disant « si vous souhaitez un autre avis, vous devez le prendre avec les éléments de votre dossier ». Tout médecin est satisfait de partager la responsabilité avec un autre spécialiste ou un autre médecin, il ne peut pas en vouloir au malade de cette réaction tout à fait naturelle.

Une autre réaction qui se présente quelquefois quand on annonce au malade son diagnostic, mais cela ne survient pas lorsque le médecin connaît bien le malade, c'est le refus de ce diagnostic : « Non c'est impossible, je n'ai pas la sclérose en plaques, c'est une erreur... » Il se peut qu'il y ait changement de médecin dans l'espoir de dénoncer le diagnostic ; cette attitude dépend certes de la personnalité du patient ; elle n'est en général qu'une période tout à fait transitoire de l'évolution et qui cesse si la confiance est rétablie entre le médecin et son patient, comme nous l'avons montré dans le premier chapitre (« L'expérience du malade »).

Les traitements

Souvent les personnes atteintes de sclérose en plaques, et même les médecins, confondent traitement et guérison. Tout le monde espère que le traitement pour guérir le malade arrivera un jour, mais il faut dire que nous n'en sommes pas encore là : traiter un malade atteint de sclérose en plaques signifie actuellement lui apporter des soins pour améliorer la situation, empêcher qu'elle s'aggrave trop vite, lutter contre les complications et lui permettre ainsi d'être au mieux de sa forme, tout au long de l'évolution de la maladie. Pour ceci les médecins peuvent faire beaucoup et les malades, suivant l'avis des médecins, de leur kinésithérapeute, de leur soignant, peuvent également faire beaucoup pour améliorer leur sort. Depuis cent quarante ans que nous connaissons la maladie, et même si nous ne savons toujours pas la guérir, la prise en charge des personnes atteintes de sclérose en plaques s'est considérablement améliorée. Actuellement les aides que l'on peut apporter sont multiples ; elles ont modifié la qualité de la vie de ces personnes atteintes d'une maladie chronique.

Nous allons envisager, au fur et à mesure de l'évolution de la maladie, les différents traitements possibles : médicaments, kinésithérapie, rééducation...

En l'absence de traitement étiologique, c'est-à-dire qui s'applique à la cause de la maladie, le but actuel du traitement médicamenteux d'une personne atteinte de sclérose en plaques est de ralentir et si possible freiner l'évolution, de prévenir les complications de la maladie et si elles existent d'empêcher qu'elles ne s'aggravent. Les indications du traitement médicamenteux seront posées après analyse de l'évolutivité générale de la maladie et de la gravité du handicap. C'est après avoir parlé longuement avec le patient que le médecin peut répondre aux questions suivantes : s'agit-il d'une forme évoluant par poussées ? Existe-t-il actuellement une véritable poussée ? Est-ce une forme progressive et si oui, est-ce qu'elle s'aggrave rapidement ou lentement ?

■ Traitement médicamenteux des poussées

Les poussées désignent les périodes où apparaissent des symptômes *nouveaux* et où s'aggravent *franchement et rapidement* des symptômes anciens, ceci durant *plus de quarante-huit heures,* sans cause extérieure d'aggravation, c'est-à-dire sans maladie intercurrente fébrile ou sans stress particulier, ou sans contrariété importante.

Il est souvent difficile de faire la différence entre la véritable poussée et une aggravation transitoire sous l'influence d'un facteur extérieur : il faut un long dialogue avec le patient, dont l'avis doit être sollicité et analysé, pour conclure à l'existence ou non d'une poussée.

Le traitement de la poussée est la *corticothérapie* (traitement dérivé de la cortisone) : elle en réduit la durée et l'intensité, mais on ignore encore quel bénéfice le patient peut exactement en tirer. Tous les médecins sont restés fidèles à l'utilisation de la corticothérapie au cours des poussées. On dispose actuellement de deux types de médicaments : d'une part l'ACTH, naturelle ou de synthèse, d'autre part les corticoïdes de synthèse. Le choix du produit et de la dose prescrite est fonction de l'intensité de la poussée, de la tolérance de l'individu aux corticoïdes et de l'efficacité des traitements antérieurs, des habitudes de prescription du médecin ; les données de la littérature médicale ne permettent aucune décision tranchée en ce domaine et une certaine liberté est laissée au prescripteur. En tous les cas, la dose doit être suffisante (au moins un demi-milligramme/kilo par jour de prednisone ou son équivalent) et la durée du traitement supérieure à un mois – en raison des risques d'inefficacité si la dose est plus réduite et de rebond si le traitement est trop court.

Une autre méthode, de plus en plus utilisée, est la perfusion de corticoïdes quelques jours à très fortes doses : « flash ».

On admet que le traitement ne peut durer plus de trois mois. Il n'est pas d'usage de continuer plus longtemps car la corticothérapie n'a pas prouvé son effet sur l'évolution *générale* de la maladie. Actuellement certains essais thérapeutiques ont dans leur programme la corticothérapie versus placebo sur l'évolution au long cours de la maladie, mais les résultats de cette étude ne sont pas encore parus. Jusqu'à présent, la corticothérapie au long cours n'a pas prévenu la survenue des poussées et n'a pas empêché l'aggravation dans les formes progressives. Donc, dans la mesure du possible, toute corticothérapie prolongée supérieure à trois mois doit être évitée : si les avis diffèrent à ce sujet, c'est qu'il faut tenir compte de la dépendance à la cortisone pour certains sujets sur le plan général ; ce médicament entraîne quelquefois une sensation de bien-être, une stimulation et l'arrêt du traitement peut être ressenti comme une aggravation de la maladie, dans la mesure où l'effet stimulant est supprimé. Dans certains cas extrêmes le médecin peut, sous la pression du malade, se laisser influencer par les désirs de son patient. Ce dernier doit être prévenu que prolonger néanmoins une corticothérapie au-delà de trois mois lui fait courir des risques importants : ostéoporose, fractures spontanées, atrophie musculaire, altération du tissu cellulaire sous-cutané, diabète, cataracte et troubles psychologiques sont des éventualités fréquentes, et suffisamment graves pour ne pas poursuivre une corticothérapie qui n'est plus indiquée sur le plan médical.

■ Traitement médicamenteux de fond

Aucun traitement n'a encore démontré sa capacité à modifier de façon importante l'évolution au long cours de la sclérose en plaques mais des résultats récemment publiés laissent apparaître un début de réponse positive. Le praticien a le choix entre trois options : une absence de traitement de fond, l'inclusion du patient dans un essai thérapeutique contrôlé et certains traitements validés. L'absence de traitement de fond est la seule attitude logique dans certains cas de sclérose en plaques : les formes bénignes où le handicap fonctionnel est minime après dix à quinze ans d'évolution, permettant une activité sociale, professionnelle ou familiale normale. Dans les cas où la sclérose en plaques évolue lentement et où l'aggravation fonctionnelle n'apparaît que d'année en année, les patients peuvent recevoir un traitement *symptomatique* (troubles sphinctériens, troubles moteurs, contractures, troubles sensitifs), mais ne présentent pas l'indication d'un traitement de fond de la maladie. On peut utiliser dans certaines circonstances un traitement de fond par l'effet placebo.

— L'effet placebo —

Ce mot est utilisé souvent en thérapeutique. Il vient du verbe latin *placebo* : « je plairai ». Le placebo est un nom donné habituellement à une préparation dénuée d'effet pharmacologique scientifiquement prouvé. Ce n'est pas un médicament en soi, mais il est présenté comme un traitement. Par extension, on ajoute ce qualificatif de placebo à d'innombrables médicaments répertoriés dont on estime en général l'action connue marginale, dénués de toxicité et qui peuvent être utilisés après une consultation. Il est des cas où le patient atteint de sclérose en plaques étant venu consulter, son médecin lui a expliqué que, dans l'état actuel, il n'y avait pas de traitement de fond de la maladie. Il est rassuré de l'information qu'il a reçue, il a confiance totalement dans son médecin, il acceptera l'idée de ne pas avoir de traitement de fond. Mais on comprend que tous les patients n'aient pas cette tranquillité d'esprit : même si, au cours de la consultation, le médecin leur a expliqué qu'il n'y avait pas de traitement de fond, il leur est difficile de quitter le cabinet de consultation sans avoir un « quelque chose » qui leur permettra d'attendre la prochaine consultation, ou éventuellement l'annonce d'un futur traitement. C'est alors que le médecin peut être conduit à donner des médications à effet général, dénuées d'effets de toxicité, qui seront utilisées dans ce cas comme un placebo. Le malade peut se sentir d'ailleurs mieux sur le plan général et également moins angoissé d'avoir un support thérapeutique à sa maladie ; il supportera mieux ses difficultés.

Le nom de placebo est également donné aux produits neutres utilisés dans les essais thérapeutiques : la réponse de l'essai « verdict », si elle est la même que celle du placebo, signifie que le produit pharmaceutique testé n'a pas plus d'efficacité qu'un produit neutre. On rencontre souvent ce terme de placebo en pratique thérapeutique.

— *Qu'appelle-t-on un essai thérapeutique ?* —

L'inclusion dans un essai thérapeutique contrôlé peut être proposée seulement dans les cas où la maladie est évolutive, que ce soit par poussées (en général ce sont les patients à poussées fréquentes qui sont inclus dans un protocole thérapeutique) ou en cas d'aggravation progressive *rapide*.

Qu'appelle-t-on un *essai thérapeutique contrôlé* ? C'est une méthode qui va permettre de tester un produit sur l'évolution de la maladie en comparant des malades suivant ce traitement à un groupe similaire de patients (même âge, même sexe, même évolutivité de la maladie) prenant un traitement neutre. Ni les patients qui sont volontaires pour entrer dans l'essai ni le médecin qui suit l'essai thérapeutique ne savent quels sont ceux qui prennent le médicament supposé actif à tester, et le médicament neutre. Ces malades sont régulièrement examinés, et la durée de l'essai est déterminée à l'avance. Les modalités d'analyse sont également fixées à l'avance, et se font en aveugle. On compare ceux qui ont reçu le produit supposé actif et ceux qui ont reçu le produit neutre ; les différences observées entre les deux groupes permettent de tirer une conclusion significative ou non sur l'action du produit testé. C'est ainsi qu'ont été testés des produits comme la cortisone, le cyclophosphamide, l'aziathioprine et le sérum antilymphocytaire, dont on sait qu'ils ont une activité partielle (dans certaines circonstances et sur certaines formes évolutives de la maladie). De la même manière on a démontré que l'hormone thymique, l'oxygène hyperbare, le facteur de transfert, dont on pouvait espérer une action spécifique sur la maladie, étaient inefficaces. Actuellement de nombreux produits sont en cours d'essais : le Copolymère®, les corticoïdes à fortes doses, les interférons alpha et bêta, la ciclosporine, les anticorps mono-clonaux, la colchicine, l'isoprenozine. Afin que ces essais ne durent pas trop longtemps, ils doivent être réalisés dans différents centres d'investigation, on obtient ainsi beaucoup plus rapidement le nombre suffisant de malades pour pouvoir répondre statistiquement aux questions précises de la modification de l'évolution de la maladie sous cette thérapeutique. Aucun des médicaments entrant dans les essais thérapeutiques n'est disponible en dehors du cadre très strict de ces essais contrôlés.

En dehors de ces essais thérapeutiques, que proposer ?

— Les médicaments —

Les premiers traitements de fond ayant été validés sont *l'aziathioprine,* le *cyclophosphamide* et le *sérum antilymphocytaire.*

L'aziathioprine® au long cours, à la dose de deux milligrammes et demi/kg par jour, peut être proposé dans les formes à poussées et en particulier dans les formes à poussées qui se rapprochent. Le patient doit savoir qu'il s'engage dans un traitement de longue durée et que ce traitement n'est pas dénué de dangers : il lui faudra surveiller régulièrement sa formule sanguine, à la recherche d'une diminution du nombre des globules rouges, des globules blancs et des plaquettes, également surveiller ses fonctions hépatiques, car l'aziathioprine peut déclencher une hépatite médicamenteuse, et également entraîner une stérilité. Le risque de rares cancers chimio induits par le traitement doit le faire réserver aux patients dont la sclérose en plaques est très évolutive.

D'autre part, il faut tenir compte, après lui avoir exposé les difficultés et les dangers du traitement, de la volonté du patient : la décision appartient au médecin, mais le patient doit pouvoir donner son avis.

Dans les formes à poussées rapprochées et lorsque le handicap fonctionnel s'aggrave rapidement ou dans les formes rapidement évolutives, on a proposé des traitements de courtes cures de cyclophosphamide® à fortes doses (quinze jours environ à plus d'un gramme par jour). Ces traitements ont enrayé l'évolution d'un malade sur trois. C'est dire que si les traitements immunosuppresseurs, quelle qu'en soit la modalité, peuvent être utilisés, leur action est irrégulière, inégale et limitée. Le patient doit être prévenu, avant leur utilisation, des risques qu'il encourt et des effets relatifs du produit.

Le sérum antilymphocytaire utilisé dans les protocoles très stricts a été validé ; actif partiellement, son utilisation est difficile sur le plan pratique et ne peut être le fait que d'équipes entraînées ; il est abandonné sur le plan pratique.

Copolymère® a été découvert par Ruth Arnon (Weissman Institut) et essayé pour la première fois en 1977 : produit synthétique, constitué par quatre acides aminés, il a été l'objet de toute une série d'essais contrôlés selon les critères internationaux mondialement admis. Tout au long de ces années, il a fait la preuve de sa bonne tolérance dans les traitements prolongés, à l'exception d'une inflammation locale au point d'injection. Mais les différences constatées entre un traitement prolongé par le Cop® durant un an sur les formes s'aggravant progressivement et le placebo ne sont pas suffisamment significatives et ne portent pas sur un assez grand nombre de cas pour qu'on puisse en affirmer la réelle efficacité. Il faudra attendre des essais plus importants pour se prononcer. Les effets d'un traitement *prolongé de deux ans* sur les formes de sclérose en plaques débutantes évoluant par poussées ont démontré que les poussées étaient significativement plus rares, que les patients traités par le Cop® en faisaient beaucoup moins que les patients traités par placebo. Mais l'aggravation du handicap fonctionnel, c'est-à-dire des signes neurologiques permanents, bien que moins grande chez les malades traités par Copolymère®, n'était pas franchement significative.

Ces résultats sont donc encourageants puisque ce produit bien toléré (en dehors d'une inflammation passagère au point de piqûre) a montré de façon certaine qu'il avait une action tant sur les poussées que sur l'aggravation progressive et sur le handicap ; il ne s'agit pas d'un produit qui guérit la maladie, mais il influence de façon discrète son évolution générale. Bien entendu, si l'on veut être sûr de ces résultats, il faut attendre des études sur un plus grand nombre de cas ; mais il peut être, du point de vue scientifique, le premier de toute une série de médicaments dont on pourra penser qu'ils infléchiront un jour l'évolution au long cours de la sclérose en plaques.

■ L'efficacité des interférons bêta

Deux *interférons bêta* sont commercialisés en France : Bétaféron® et Avonex®.

Tous les deux sont efficaces dans la sclérose en plaques lorsque celle-ci évolue par poussées ; il réduisent la *fréquence des poussées* de l'ordre *d'un tiers* par rapport *au placebo*. Les nouvelles récentes font état de l'action démontrée du Bétaféron sur la progression de la maladie ; c'est le premier médicament qui agit sur cette condition de la maladie.

Un autre interféron bêta du Laboratoire Serono a été évalué dans un essai contre placebo. Les résultats de cet essai sont positifs et confirment ainsi que les *interférons bêta sont bien un traitement efficace de la SEP.* Dans cette étude la fréquence des poussées a diminué, les résultats IRM vont dans le même sens : le rythme d'apparition des plaques se ralentit dans les groupes traités par interféron bêta. Ces résultats devraient logiquement conduire à *l'enregistrement* puis à la commercialisation de ce nouveau médicament ; des essais sur les formes progressives sont en cours.

Des problèmes nombreux non encore résolus pour l'instant sont soulevés par l'usage prolongé des interférons.

Au total, les essais thérapeutiques sont plus que jamais indispensables dans la sclérose en plaques. La durée des essais sur le traitement de fond devrait être raccourcie par les méthodes modernes d'exploration, en particulier l'imagerie par résonance magnétique nucléaire (RMN) qui permet de mesurer l'indice d'évolutivité de la maladie par l'apparition de nouvelles plaques. Mais les contraintes méthodologiques de ces essais thérapeutiques sont encore très lourdes et le nombre de patients qui acceptent d'entrer dans un essai contrôlé reste faible.

■ Traitement des symptômes

De grands progrès ont été réalisés ces dernières années dans le traitement des symptômes des sclérosés en plaques. On s'est penché dans le monde entier sur les conséquences de la maladie et l'on a pu mettre en lumière ce qu'il faut faire pour éviter l'aggravation et apporter à un malade un meilleur confort. Les symptômes ont été classés en trois catégories : primaire, secondaire et tertiaire.

– Les symptômes primaires sont la conséquence directe des lésions neurologiques et dépendent de la localisation de ces dernières : le déficit musculaire, la contracture, les troubles de la coordination motrice et de l'équilibre, les troubles de l'élocution, les troubles urinaires. Nous verrons comment les traitements médicamenteux et la prise en charge permettront d'éviter l'apparition des symptômes secondaires.

– Les symptômes secondaires représentent en fait la complication des premiers ; si l'on ne traite pas régulièrement les déficits moteurs des contractures, des *rétractions* et une atrophie vont apparaître au niveau des muscles, des *ankyloses* vont se faire au niveau des articulations compliquant l'état fonctionnel du patient. Des *douleurs* secondaires aggravent l'état fonctionnel. Des ankyloses articulaires, des rétractions du muscle *fixeront les attitudes* en mauvaise position et conduiront éventuellement à des traitements chirurgicaux qui pourraient être évités si on traitait les symptômes primaires. Les symptômes urinaires secondaires sont la complication de symptômes urinaires primaires non traités ; il s'agit de l'infection urinaire, la lithiase urinaire et l'insuffisance rénale.

– Les symptômes tertiaires correspondent aux handicaps dans la classification internationale proposée par l'OMS : il s'agit des répercussions de l'ensemble des déficits neurologiques sur la vie socio-familiale du sujet (voir la première partie, « Vivre avec la sclérose en plaques »).

— La rééducation fonctionnelle —

La rééducation fonctionnelle doit être entreprise dès que la maladie a créé un déficit fonctionnel permanent. Elle intéresse l'ensemble des fonctions de l'individu, qu'il s'agisse de la locomotion, des troubles de l'équilibre, de la vision, des dysfonctionnements urinaires, ano-rectaux, de certains syndromes douloureux. Enfin elle doit faciliter l'adaptation du patient à son environnement, à son travail, à son domicile, lors des déplacements.

Cette rééducation a plusieurs buts : *prévenir* des complications secondaires aux déficits, comme la déformation des articulations, une attitude vicieuse du dos ou du tronc ; *substituer* aux fonctions atteintes les possibilités restantes non utilisées ; au mieux *restaurer* des fonctions atteintes au cours d'une poussée.

Cette rééducation doit être prescrite et surveillée par le médecin traitant, le neurologue ou un médecin de rééducation fonctionnelle. Les différentes thérapeutiques sont effectuées par des kinésithérapeutes exerçant soit en exercice libéral, soit dans un centre spécialisé. Les séances de rééducation fonctionnelle sont prises en charge par la Sécurité sociale : les dérogations nécessaires pour des maladies comme la sclérose en plaques sont facilement obtenues, sur simple demande du médecin à la Caisse quand il en donne les raisons précises*.

Les différentes techniques de rééducation peuvent le plus souvent être effectuées au domicile du patient car elles nécessitent en général peu d'appareillage particulier.

— Observer des principes de base —

Il importe de *proscrire tout travail en force,* car dans ce cas, la raideur musculaire ou spasticité risque d'augmenter ; c'est dire que tous les exercices type bicyclette, travail contre résistance maximale doivent être absolument proscrits. Il faut également tenir compte de la *fatigabilité* du

---

* Voir la dernière section de cet ouvrage pour les « Renseignements pratiques ».

patient, quitte à arrêter un moment la rééducation puis la reprendre au cours d'une même séance. Le patient doit mobiliser doucement les articulations, ce qui permettra de mobiliser les muscles sans que se renforce l'hypertonie, et apprendre à réaliser certaines postures qu'il pourra éventuellement reprendre chez lui. Après avoir assoupli passivement les muscles, il faut faire pratiquer des exercices de contraction musculaire douce, ni trop rapides, ni trop forts.

Le bain froid, qui atténue les contractures, peut être utilisé comme le moyen de préparation à l'exercice de rééducation. Enfin la rééducation doit viser à faciliter certaines fonctions en contrôlant la mobilisation active sans forcer.

Cependant, pour certains déficits trop importants, en particulier la chute du pied qui gêne la marche, on peut proposer un *appareillage technique simple,* par exemple une attelle de releveurs du pied qui pourra être ensuite utilisée de façon permanente et facilitera la marche. On voit que les méthodes de rééducation doivent être adaptées à chaque cas et conçues comme un programme à exécuter progressivement et à adapter au fur et à mesure des progrès, selon l'aggravation : il n'y a donc *pas de programme standard* à proposer. Adapté à chaque patient, le traitement demande de la part du kinésithérapeute beaucoup de précision, beaucoup de travail et beaucoup de peine.

Il est certain que se crée ainsi entre le patient et le kinésithérapeute une entente qui doit conduire aux meilleurs résultats : le patient accepte mieux les difficultés de la rééducation, le rééducateur comprend la fatigabilité du patient tout en sachant utiliser ses possibilités jusqu'au maximum de ce qu'il peut faire.

En fait, le kinésithérapeute doit être habitué à ce type de rééducation fonctionnelle qui entretient les fonctions du patient, améliore ses possibilités, mais qui ne peut pas guérir : si le kinésithérapeute veut obtenir un résultat aussi patent que dans une rééducation d'une fracture ou d'une maladie aiguë, il faut qu'il abandonne la rééducation de malades chroniques, comme les personnes atteintes de sclérose en plaques.

Les exercices de rééducation visant à corriger les troubles de l'équilibre résultant de syndrome cérébelleux ou de l'atteinte de l'équilibre vestibulaire sont désormais bien codifiés et peuvent aider de façon efficace les patients déficitaires sur ce plan. Mais pour ces techniques il faut un appareillage plus sophistiqué qui peut demander un traitement soit en centre de rééducation, soit en hospitalisation dans une maison de rééducation.

L'utilisation d'une piscine pour la rééducation n'est pas à proprement parler indiquée dans la sclérose en plaques : d'une part la piscine chaude aggrave le déficit fonctionnel, d'autre part elle n'est pas indispensable pour rééduquer le trouble moteur et les contractures du patient atteint de sclérose en plaques.

Nous avons déjà parlé de l'attelle à propos du déficit moteur de l'avant-pied, mais c'est en fait au cours de séances de rééducation que le kinésithérapeute et le médecin, neurologue, généraliste ou rééducateur spécialisé, pourront avec le malade convenir que certaines chaussures adaptées, certaines prothèses, certains modèles de cannes facilitent sa déambulation. Cette décision doit donc être prise à plusieurs et en tenant compte de l'avis du patient.

L'électrothérapie est tout à fait inefficace, dangereuse et doit par conséquent être proscrite.

— La rééducation sensorielle —

Les différents troubles sensitifs, en particulier les troubles de la sensibilité profonde qui entraînent une perturbation de la marche ou de l'équilibre, peuvent bénéficier de techniques de rééducation. Le réapprentissage d'une certaine sensibilité cutanée, la suppléance aux troubles de la sensibilité profonde par différents artifices et également l'adaptation du déficit visuel peuvent s'avérer indispensables.

— Rôle du kinésithérapeute —

Le kinésithérapeute est la personne la mieux à même d'éduquer la famille sur l'importance qu'il faut attacher au repos et à la relaxation au cours de la journée et le meilleur moyen d'utiliser son énergie. Il peut montrer les exercices à pratiquer entre les séances de rééducation avec l'aide de l'entourage.

C'est parce qu'il voit le patient et sa famille régulièrement, si possible à son domicile, dans le milieu où le malade vit, que le kinésithérapeute peut écouter, observer et comprendre ce qui gêne, ce qui trouble et ce qui soucie les familles et le patient. La rééducation sera alors adaptée à l'appartement du patient : il peut lui montrer les gestes pour accomplir les actes quotidiens, tels que monter et descendre de son lit, se lever du fauteuil roulant, marcher avec un déambulateur, se présenter à la toilette, faire sa toilette, utiliser les instruments pour se nourrir, tenir sa fourchette et ainsi de suite. Ainsi peu à peu le kinésithérapeute prend beaucoup d'importance dans la vie du patient et celle de sa famille. Il faut néanmoins qu'il ne perde pas de vue le rôle qui est le sien, rester professionnel et se garder de devenir une partie intégrante de la famille : il n'en est qu'un partenaire extérieur. Deux écueils sont à éviter : l'inattention, les efforts de la routine et de la fatigue, ou au contraire une implication excessive, avec le risque de se laisser manipuler par le patient et sa famille et de prendre une attitude qui doit rester aussi objective que possible. Tout ceci est très difficile à maintenir dans la bonne direction.

— Traitement médicamenteux de la contracture —

Il existe des médicaments pour traiter la contracture : il s'agit de décontracturants, dont les plus employés sont le Baclofène® et le Dentrolène®, sous la forme de gélules ou de comprimés à prendre à doses très progressivement croissantes, sous surveillance médicale, car ces produits peuvent entraîner des réactions dans l'organisme. Ils provoquent souvent une somnolence et c'est une des raisons pour lesquelles le traitement doit être progressivement adapté selon les effets secondaires du produit. Il faut également estimer quel avantage a le patient à diminuer sa contracture par rapport à son degré de déficit moteur. Là encore l'avis de plusieurs personnes est nécessaire : ceci s'obtient progressivement, avec l'aide du kinésithérapeute, du médecin et du malade lui-même qui doivent confronter leurs points de vue.

— La rééducation urinaire —

Les troubles urinaires sont fréquents, 80 % des sclérosés en plaques en sont atteints (voir première partie).

Après un bilan uro-dynamique, des médicaments peuvent être donnés pour améliorer les fonctions vésicales, c'est-à-dire pour que d'une part la contraction du muscle arrive à vider la vessie, et que d'autre part le sphincter ne soit pas spasmé et permette la vidange de la vessie. Ces médicaments sont donnés en fonction des résultats de l'examen, ils sont affaire de spécialistes.

L'infection urinaire doit être en permanence surveillée et traitée. En cas de brûlures et de fièvre, l'examen des urines sera fait afin de connaître le germe responsable. Selon les résultats de l'examen des urines, l'antibiotique correspondant sera donné. Il faut bien conseiller aux patients qui ont des troubles urinaires de ne pas arrêter de boire. En effet, le premier réflexe est souvent de diminuer la consommation de boisson pour éviter les trop fréquentes mictions et les fuites urinaires : ceci est un mauvais calcul, car on peut réduire les boissons à un moment de la journée pour des raisons de confort, mais cela ne peut pas être fait vingt-quatre heures par jour. Une fois que le patient a compris qu'il faut qu'il boive normalement, voire abondamment, et qu'il soigne ses infections quand elles surviennent, le but que l'on doit rechercher par tous les moyens est d'abord de vider complètement la vessie, ensuite que les mictions ne soient pas trop fréquentes ; la rééducation urinaire permet d'améliorer ce fonctionnement. Il convient ensuite d'utiliser tous les moyens faciles pour éviter les fuites urinaires et leurs conséquences sociales.

Les méthodes de rééducation vésicale doivent tenir compte de l'élément principal : la vessie doit être vidée *à plusieurs reprises* au courant de la journée et le plus *complètement* possible.

Le patient peut apprendre du kinésithérapeute ou de l'urologue des moyens pour déclencher la miction si celle-ci est longue à venir, et *vider complètement* sa vessie. Si cette évacuation n'est pas totale, c'est-à-dire s'il persiste de façon régulière un résidu vésical, la pratique des *sondages intermittents* permet la vidange complète de celle-ci.

Le sondage intermittent est une technique actuellement d'usage courant : il peut être effectué par une tierce personne (en général une infirmière), mais ceci impose des visites pluriquotidiennes et la dépendance envers cette autre personne. Si l'état du malade le permet, il est donc préférable d'utiliser l'*autosondage.* Pour ce faire, il faut que la sclérose en plaques ait épargné relativement les fonctions visuelles, sensitives et cérébelleuses ; il faut que la personne qui se sonde perçoive très bien avec le bout de ses doigts la sonde, qu'elle voit ce qu'elle fait (avec un miroir pour la femme), qu'elle puisse guider l'instrument de façon précise. Ceci n'est donc possible que s'il n'y a ni syndrome cérébelleux des membres supérieurs ni atteinte sensitive des doigts et de la vision. Il faut également que le patient soit persuadé que cette technique de soins peut améliorer la qualité de sa vie et lui apporter beaucoup plus d'indépendance. Il est avéré par la pratique que l'utilisation des autosondages est tout à fait réalisable, que ce soit par des femmes ou par des hommes ; depuis plusieurs années nombre de patients ont obtenu ainsi un meilleur confort. Mais l'information sur cette méthode simple, sans danger, qui améliore considérablement la vie quotidienne et rend à la personne toute sa dignité reste à faire.

En ce qui concerne la rééducation des troubles ano-rectaux que représentent l'incontinence anale et la constipation, on ne dispose actuellement de méthodes de réapprentissage du fonctionnement des sphincters que par des techniques utilisées dans des centres de rééducation spécialisée.

■ Que penser de la vaccination ?

— La vaccination contre la grippe —

La vaccination contre la grippe peut être considérée comme exempte de risques chez une personne atteinte de sclérose en plaques : tous les travaux, jusqu'au plus récent, le démontrent. Comme ce vaccin protège efficacement contre la grippe et que celle-ci peut déclencher une poussée, il est recommandé de se faire vacciner au début de l'hiver.

— Les autres vaccinations —

Les autres vaccinations sont généralement contre-indiquées car toute stimulation immunitaire comporte le risque d'induire une poussée : c'est la raison pour laquelle, la personne atteinte de sclérose en plaques doit en parler à son médecin traitant qui appréciera le bénéfice de la vaccination en fonction des risques encourus.

— La vaccination contre l'hépatite B (vaccin H.B.) —

La loi française rend obligatoire cette vaccination. Son but : éradiquer cette maladie grave, aux complications imprévisibles souvent mortelles. Dans les complications de cette vaccination, il a été signalé des premières poussées de sclérose en plaques. La position officielle en France se base sur l'étude des cas étudiés par la Commission nationale de Pharmaco-vigilance qui estime que les fréquences observées de sclérose en plaques compte tenu du sexe et de l'âge ne sont pas supérieures à celles attendues dans la population générale (ce qui rejoint les études de l'Union européenne). Si, sur le plan médico-légal, certains cas précis ont fait reconnaître la responsabilité du fabricant, par contre sur le plan scientifique, le ministère des Affaires sociales, la direction générale de la Santé, de l'Agence française du médicament ont conclu qu'il n'existait aucune donnée scientifique laissant penser qu'il y avait un lien de cause à effet, entre la vaccination et la sclérose en plaques. La vaccination reste obligatoire. Le bulletin épidémiologique hebdomadaire n° 21 p. 149-156 de l'OMS du 23 mai 1997 maintient que le vaccin H.B. est un vaccin sûr.

■ Les centres spécialisés

Si actuellement on ne guérit pas la sclérose en plaques, en revanche on sait améliorer le confort de la vie des patients, on retarde la progression de l'invalidité et l'exclusion socioprofessionnelle. Les soins aux patients porteurs de sclérose en plaques nécessitent l'évaluation de divers déficits et le traitement de l'ensemble des symptômes. Ce dernier relève de thérapeutiques multiples qui doivent se concerter dans le choix et coordonner leurs objectifs de réadaptation ; c'est pourquoi la prise en charge optimale de ces patients est celle que l'on peut proposer dans un cadre de soins polyvalents, regroupant des médecins rééducateurs, des neurologues, des urologues, des infirmiers spécialisés, des kinésithérapeutes, des ergothérapeutes, des travailleurs sociaux, qui peuvent faire un programme sur plusieurs mois, voire pour l'année à venir. Le séjour en centre spécialisé peut permettre de faire le point et d'adapter l'avenir immédiat du patient. C'est la meilleure façon d'envisager l'avenir de ces personnes, à condition que ce soit fait assez tôt, avant le stade de l'exclusion sociale et des complications irréversibles, en lui proposant un *mode de vie plus digne* et plus humain.

■ Les soins infirmiers

Lorsque la maladie et en particulier l'état neurologique déficitaire du patient a entraîné suffisamment de complications pour apporter un handicap permanent, il faut envisager des soins par une tierce personne. Ceux-ci seront donnés dans des endroits différents : d'abord à l'hôpital, en cas d'aggravation ou pour une mise au point de la thérapeutique. À ce moment-là le médecin hospitalier et les infirmiers qui entourent le patient peuvent instruire l'entourage et la personne atteinte de sclérose en plaques de ce qu'elle peut attendre des soins infirmiers, de la façon dont ceux-ci sont appliqués et de la part qui revient à la personne soignante comme au malade lui-même dans la prise en charge de ces soins. Lorsque le patient atteint de sclérose en plaques invalidante est à son domicile, des soins infirmiers peuvent être donnés soit par une personne professionnelle qui vient de l'extérieur une à deux fois par jour les jours ouvrables, ou lorsque cette personne n'est pas disponible par un des éléments de la famille : le conjoint, les parents, ou les enfants.

Ces soins infirmiers sont évidemment nécessaires et doivent être bien pensés en fonction du handicap : leur but est de ramener l'état permanent du malade au meilleur niveau possible permis par la maladie : ceci peut être déconcertant pour ceux qui en sont atteints, mais cette orientation permet néanmoins une approche positive en faveur de ce qui peut être fait, au lieu d'être obsédé par ce qui a été perdu et qui ne peut être retrouvé. Les soins infirmiers permettent, en même temps que la rééducation fonctionnelle, la prise en charge optimale de la personne et de son handicap. Ceci est bien entendu à adapter au fur et à mesure et à chaque cas.

■ Les médecines autres ou « alternatives »

Tout ceci n'est pas suffisant pour beaucoup de patients qui cherchent ailleurs d'autres solutions. Une aide peut être apportée par certaines médecines dites douces ou alternatives, dans la mesure où elles ne sont pas dangereuses et agissent sur l'état global du malade.

Multiples sont les raisons qui poussent le patient à recourir à ces méthodes : c'est tout d'abord l'absence d'un traitement radical curatif de la maladie ; si une maladie bénéficie d'un traitement vraiment actif, les patients qui en sont atteints ne font pas cette tentative. Il est toujours difficile pour les patients, leur famille, leurs amis, d'admettre l'inéluctable, dans cette période de progrès considérables dans le domaine de la science, à une époque où les greffes d'organes paraissent rendre les gens immortels ou en tout cas donner l'idée que tout peut avoir une solution technique. Choisir et suivre une médecine « autre » est l'occasion de contester la médecine, dans ses échecs mais aussi dans ses exclusives : l'interdit jeté sur certaines méthodes conduit à la transgression, d'autant plus que la Sécurité sociale refuse les remboursements. Si les côtés magique, irrationnel, mystérieux, merveilleux de ces médecines autres ne sont pas négligeables, il faut insister sur la place qu'elles accordent à la prise en charge globale, qui pourrait inspirer le généraliste et surtout le neurologue soignant une personne atteinte de sclérose en plaques. En effet, le patient attend de son médecin à la fois l'aide technique et l'aide morale, l'écoute. Il faut que le patient puisse aborder tous les problèmes : médi-caux, mais aussi humains, sociaux, affectifs créés par cette maladie inéluctable, qui frappe une personne jeune dans son intégrité physique, psychique, affective, sexuelle, maladie avec laquelle il lui faudra vivre en permanence de longues années ; s'il y a une bonne relation entre le malade et le médecin, si le malade peut compter sur un appui et le médecin entendre beaucoup – et pourquoi pas... tout – le malade ne ressentira pas le besoin de faire appel à ce type de médecine parallèle.

Car de très nombreux traitements alternatifs ont été proposés, mais aucun n'a fait l'objet d'essais thérapeutiques contrôlés et publiés, c'est-à-dire qu'ils n'ont jamais fourni la preuve d'une quelconque action sur l'évolution de la sclérose en plaques elle-même.

Il s'agit de thérapeutiques qui sont d'ailleurs proposées à bien d'autres malades qu'aux sclérosés en plaques : cancer, lupus, et autres maladies jusqu'alors inguérissables.

Dans certains cas il s'agit au fond de méthodes de rééducation et de relaxation : exercices physiques, gymnastique qui obligent le malade à prendre conscience de son corps, à l'utiliser sans le fatiguer. On peut évoquer l'*acupuncture,* à laquelle viennent se joindre d'autres *techniques réflexothérapiques* qui améliorent transitoirement contractures et troubles viscéraux gênants ; l'*hydrothérapie externe* avec douche et bain, entrant dans le cadre de la médecine de rééducation ; l'*hydrothérapie interne,* sous la forme de grands lavements journaliers dont le principe est d'éliminer d'éventuelles toxines séjournant dans le gros intestin.

Mentionnons les *soins dentaires* à la recherche de foyers infectieux qu'il faut traiter ; on ne saurait trop insister sur la nécessité de ce type de soins sans prétendre y trouver l'origine de la maladie.

La *phytothérapie* de quelque origine que ce soit a été proposée depuis des années sans qu'aucune étude sérieuse n'ait été faite ; l'*homéopathie* est proposée mais également sans étude suivie ; les *injections d'extraits cellulaires* n'ont pas plus d'efficacité dans la sclérose en plaques que dans les autres maladies, elles sont coûteuses et *provoquent des accidents de type sérique* parfois graves (polyradiculonévrite par exemple) : elles sont donc absolument *déconseillées*. Des *régimes sévères* restrictifs, exclusifs ont été proposés sans preuve, ils peuvent être *dangereux* s'ils sont suivis de façon obsessionnelle par un malade méticuleux et provoquent des désordres métaboliques supplémentaires et des amaigrissements excessifs.

En conclusion, que peut-on retenir de ces médecines parallèles ? Tout d'abord il ne faut rien rejeter systématiquement et en bloc ; le patient peut faire des essais sans abus (surtout ne pas interrompre le suivi médical !), continuer s'il observe des résultats positifs sur son état général, son état digestif, qui lui permettent de mieux vivre avec sa sclérose en plaques (ceci rejoint ce que nous avons dit de l'effet placebo) ; sinon il ne doit pas s'obstiner, il doit arrêter. Comme on n'a pas pu prouver que telle méthode a un effet sur l'évolution de la sclérose en plaques elle-même, cette médecine parallèle peut être arrêtée à tout moment. Mais si tel ou tel aspect d'un symptôme s'améliore, et par là contribue au mieux-être du malade, il n'y a aucune objection à poursuivre un traitement alternatif ; le bon sens interdit d'écarter ces méthodes ; il doit aussi alerter le patient contre toute « médecine » qui lui promettrait la guérison en ce domaine. Faire des promesses illusoires et bercer le malade de vains espoirs, qui seront vite déçus et le rendront encore plus amer, est une faute grave et inadmissible.

■ Les méthodes diététiques

Un régime équilibré apporte déjà des bienfaits. Mais que penser des régimes restrictifs ou spécialisés, qui ont toujours eu leurs partisans ? Ils les ont prônés pour des raisons de santé générale : des maladies métaboliques comme le diabète exigent des régimes stricts, la suppression de sel réduit l'hypertension, etc. Mais pour la sclérose en plaques, aucun aliment ni régime n'a jusqu'à présent fait la preuve de son efficacité. Malgré des ouvrages aux titres prometteurs et trompeurs, comme *La sclérose en plaques est-elle guérissable ?* (la réponse, encore une fois, est non dans l'état actuel de nos connaissances), tout ce qui est publié sur l'influence du régime sur la maladie est absolument dénué de fondement scientifique.

Les acides gras désaturés sont présents en quantité importante dans la myéline, qui est altérée par la sclérose en plaques. Depuis des années on étudie l'action d'un régime riche en acides gras désaturés, présents dans nombre d'huiles végétales, sur l'évolution de la maladie : aucun argument solide n'est sorti de ces études. Certes ces corps gras désaturés peuvent être utilisés sans danger ; mais ils n'ont aucune influence démontrée sur l'évolution générale de la maladie.

La suppression des aliments toxiques ou irritants ne peut être qu'une bonne compensation : des régimes ou des diététiques réglés par les patients eux-mêmes en fonction de leur état paraissent utiles. Une enquête faite par l'Association des Paralysés de France sur 1 200 personnes atteintes de sclérose en plaques a montré que 30 % des sclérosés en plaques suivaient un régime ; parmi ces 30 %, 10 % observaient un régime enrichi en acides gras désaturés, 10 % le régime « Kousmine », 10 % un régime personnel. Tous étaient satisfaits.

■ Le rôle de conseiller du médecin

Enfin on ne saurait conclure ce chapitre consacré au traitement sans aborder le rôle humain du médecin dans une telle maladie.

Les médecins doivent avoir présent à l'esprit qu'appliquer ou indiquer un traitement à une personne atteinte de sclérose en plaques ne signifie pas, à la différence d'une pneumonie ou d'une appendicite, obtenir la guérison ; mais c'est *prendre soin d'une personne*. Même si le médecin est impuissant à guérir, il faut qu'il sache qu'il peut beaucoup. Le médecin est au premier rang de ceux qui vont conseiller les personnes atteintes de sclérose en plaques. Il n'est pas le seul, d'autres vont intervenir : kinési-thérapeute, psychologue, infirmier, famille, voisins, amis. Il doit garder sa place et s'intégrer aussi harmonieusement que possible dans cette commu-nauté qui soutient le malade.

« Qu'est-ce que conseiller ? »

Il est difficile de ne donner qu'une modalité, de « donner des conseils ». Lorsque le patient vient consulter son médecin, ce qu'il attend de lui, par exemple le traitement à suivre, est un *avis*, c'est-à-dire : vous devez faire telle chose ou vous devez prendre tel traitement ou prendre telle précau-tion... Il s'agit d'un point bien précis, bien défini.

Quelquefois le conseil consiste à donner une *opinion* sur un sujet : par exemple, quand le patient vient vous confier qu'il a envie d'essayer telle médecine parallèle ou de faire tel essai, si le médecin constate qu'il y a un danger, il peut le présenter de la façon « si j'étais vous je ne le ferais pas » ou « si j'étais vous je le ferais » ; il donne ainsi une opinion.

En une occasion quelquefois plus particulière ou plus personnelle, lorsque le patient expose un problème douloureux et que le médecin lui répond : « je sais ce que vous ressentez », il exprime de la *sympathie*, mais ce n'est plus un conseil.

Lorsqu'il s'agit d'accompagner le cheminement du patient, depuis le choc de l'annonce du diagnostic en passant par le déni, le refus, la colère, la révolte, la dépression et pour arriver au « vivre avec », le malade a besoin d'avoir autour de lui des conseillers qui sachent être très prudents et nuancés dans les moments de l'évolution de la prise en charge.

Ce n'est pas ce qui a été évoqué ci-dessus qui peut alors être utile, c'est un comportement différent, car offrir un avis, une opinion, de la sympathie, donner des instructions n'est plus de mise. À ce moment-là, conseiller c'est permettre à une personne de s'aider elle-même. Dans un premier temps, il faut apprendre à écouter, puis, dans un deuxième temps, faire comprendre que le message a été entendu. Ensuite la relation visera à permettre au patient d'explorer les problèmes et de clarifier ses attitudes et ses sentiments vis-à-vis de ces problèmes. Le conseilleur essaie d'aider le patient à *comprendre*, à *choisir* en fonction de son cas personnel et à entreprendre ce qu'il faut pour *changer ce qui ne va pas*. L'idéal serait que le patient prenne ses décisions lui-même, prenne le contrôle de son existence : en somme, l'objectif du médecin est de permettre au malade, par une assistance physique, morale et mentale, d'assumer ses responsabilités.

Les voies de recherche

■ Épidémiologie

L'épidémiologie est l'étude de tous les cas d'une maladie dans une population donnée. On appelle *prévalence* le nombre de cas de la maladie à un moment donné. C'est par des études épidémiologiques complètes, faites avec le plus grand soin, que l'on pourra connaître tous les aspects de la maladie : le terrain qu'elle frappe, ses causes et ses conséquences. Les études épidémiologiques concernant la sclérose en plaques sont déjà anciennes, en particulier dans les pays anglo-saxons.

Ainsi on s'est aperçu que la sclérose en plaques n'est pas répartie de façon homogène sur la planète. Dans l'hémisphère nord elle est beaucoup plus fréquente au nord qu'au sud, le 45ᵉ parallèle semblant marquer une limite significative. Dans l'hémisphère sud, Australie et Nouvelle-Zélande sont des zones où la sclérose en plaques est fréquente. Les zones de haute fréquence dans l'hémisphère nord sont la Scandinavie, le nord de l'Angleterre, l'Irlande, l'Écosse, le nord de l'Allemagne, la Pologne ; les zones de basse fréquence l'Espagne, le Portugal ou l'Italie. La prévalence dans les régions à haut risque se situe au-dessus de 30 pour cent mille et peut atteindre 160 pour cent mille (îles Shetland et Orkeney).

La France est elle-même située de part et d'autre du 45ᵉ parallèle. Il serait intéressant de comparer les régions situées au nord et au sud de ce parallèle, mais nous n'avons pas d'étude nationale ; il existe simplement des études régionales, qui donnent des réponses partielles à la prévalence de la maladie en France : celle, très complète, menée dans les quatre départements de la Bretagne, et celle de Chalon-sur-Saône en ce qui concerne les régions au-dessus du 45e parallèle ; dans les Hautes-Pyrénées au sud ; enfin dans la vallée du Rhône, qui est coupée en deux par ce même parallèle. On constate en moyenne une prévalence au-dessus de 30 pour cent mille, dans toutes ces régions. Au nord comme au sud, la France est donc un pays où la sclérose en plaques est très fréquente. Quel est le nombre exact de personnes atteintes par la maladie ? Ces études sont trop partielles pour le savoir, et ces fichiers de la Sécurité sociale sont les seuls qui pourraient répondre à cette question ; mais ces chiffres, couverts par le secret médical, ne sont pas officiellement publiés.

L'épidémiologie apporte bien d'autres renseignements que la fréquence de la maladie. Elle nous apprend par exemple que la sclérose en plaques frappe deux femmes pour un homme, qu'il existe en France comme ailleurs des foyers où elle est beaucoup plus fréquente (donc qu'elle est inégalement répartie), qu'il y a un nombre élevé de formes familiales (autour de 10 % des cas). Dans certains pays on a mis en évidence un facteur ethnique : la maladie frappe plutôt les personnes de race blanche que les personnes de race noire ou jaune ; on sait maintenant qu'un facteur génétique prédispose à la maladie, mais ceci n'en fait pas une maladie héréditaire et familiale. L'épidémiologie a permis ainsi également de mettre en évidence un facteur important : l'âge auquel la maladie serait biologiquement programmée dans l'organisme. Cette donnée ressort de plusieurs études épidémiologiques concordantes sur les populations migrantes : en effet on a étudié et comparé des migrations de population de zones de risque différent, que ce soit des populations migrant de zones à haut risque vers les zones à bas risque ou vice versa. La maladie semble acquise à l'âge de quinze ans : si le migrant quitte son pays avant cet âge, il retrouve le coefficient du risque du pays où il se rend ; s'il émigre après quinze ans, il garde le coefficient de risque du pays où il est né. Tout se passe donc semble-t-il à cet âge charnière. En comparant les infections virales habituelles de l'enfance et les infections virales plus tardives, on constate que le risque de voir la maladie apparaître coïnciderait avec des agressions virales de cette période relativement tardive, au moment de la maturation du système immunitaire. Mais ceci reste encore du domaine de l'hypothèse.

On voit que les études épidémiologiques apportent des arguments en faveur d'un facteur extérieur, acquis, environnemental, peut-être viral : l'étude épidémiologique très particulière de ce qui s'est produit aux îles Feroe, dans le nord du Danemark, est particulièrement convaincant. Dans ces îles, pourtant situées dans une zone endémique de haute fréquence, la sclérose en plaques était inconnue ; le premier cas a été répertorié en 1942. De 1942 à 1960 les cas de sclérose en plaques ont été enregistrés régulièrement, puis un seul cas de 1960 à 1970 ; depuis 1970 la maladie a disparu à nouveau… Que s'est-il passé dans les îles Faroe pendant cette période ? La guerre de 1939-1945 a multiplié sa population par deux, avec l'arrivée massive de soldats, venus de l'Angleterre du nord et de l'Écosse (zones où la sclérose en plaques est très fréquente). Tout se passe donc comme si une population migrante très importante, venant d'une région à haut risque, apportait avec elle tous les facteurs extérieurs permettant le développement du premier cas clinique trois ans après leur arrivée, la maladie s'estompant après le départ de cette population, jusqu'à disparaître totalement. Dans ce cas, l'intervention d'un facteur extérieur dans le déclenchement de la maladie paraît incontestable. Si bien que les études épidémiologiques font apparaître deux facteurs intervenant dans la sclérose en plaques, un facteur extérieur avant l'âge de quinze ans, peut être viral, et un terrain particulier (ethnie, patrimoine génétique).

■ Génétique

Toutes les études épidémiologiques ont mis en évidence des formes familiales à des taux à peu près identiques, aux environs de 10 %. Il s'agit de familles où l'on trouve plus de deux personnes atteintes de sclérose en plaques, soit dans la même génération, soit dans les générations successives. Statistiquement il est plus fréquent d'observer un cas de sclérose en plaques dans une famille où un membre de celle-ci est déjà atteint que dans une famille indemne. Ceci ne signifie pas que la maladie est héréditaire, mais que la possibilité de développer la sclérose en plaques dépend de facteurs héréditairement transmis.

— Étude des jumeaux —

Les études de jumeaux permettent de comparer les « vrais jumeaux » (monozygotes, c'est-à-dire issus du même œuf, donc identiques au point de vue génétique) à ceux qui sont dizygotes c'est-à-dire ne provenant pas du même œuf, qui sont comme des frères et sœurs habituels. C'est le moyen simple d'évaluer la part de la génétique : on étudie l'état clinique, biologique et radiologique du frère jumeau du patient atteint de sclérose en plaques ; les études actuelles, par des méthodes d'exploration approfondies, font ressortir que le vrai jumeau d'un patient sclérosé en plaques a beaucoup plus de risque de développer la maladie qu'un jumeau hétérozygote – ce qui veut dire qu'à terrain égal il y a beaucoup plus de risques de contracter la maladie qu'à terrain différent.

Ceci ne signifie pas forcément qu'il y ait un gène précis de la maladie, mais que les associations des mêmes gènes chez deux vrais jumeaux peuvent les prédisposer à attraper la maladie. Certes, ces jumeaux vivent côte à côte au cours de leur enfance et sont donc exposés à des facteurs extérieurs identiques ; mais c'est la même chose pour les faux jumeaux, nettement moins disposés à la maladie. Des études plus poussées sur la génétique permettront de mieux comprendre le rôle des associations de gènes dans le mécanisme du déclenchement de la maladie et le rôle de certaines autres associations de gènes pour s'en protéger.

— Les prédispositions immuno-génétiques de la maladie —

Depuis que l'on étudie la génétique, on a cherché à mettre en évidence dans beaucoup de maladies des prédispositions dues aux gènes. Le cas de la sclérose en plaques s'apparente de ce point de vue à celui du diabète, de la myasthénie ou de la polyarthrite chronique évolutive. Il faut d'ailleurs signaler que les associations de ces maladies avec la sclérose en plaques sont connues. Il n'est actuellement pas prouvé qu'il existe un gène spécifique pour chacune de ces maladies. On s'oriente plutôt vers l'association de facteurs génétiques qui faciliteraient ou empêcheraient leur apparition : ce sont les antigènes du système HLA d'histocompatibilité, dont la découverte a permis le développement des greffes d'organe, qui sont actuellement étudiés dans toutes ces maladies. Pour la sclérose en plaques, on a mis en évidence la prédominance de certains antigènes du système HLA de classe I. Les antigènes A3 B7 étaient plus fréquents chez les individus d'origine caucasienne frappés par la sclérose en plaques. Ce qui est beaucoup plus précis et plus intéressant paraît la fréquence avec laquelle l'allèle DR2 est retrouvée dans les études du système HLA de classe II. En effet le DR2 est retrouvé le plus fortement associé à la sclérose en plaques agissant en synergie avec le DPW4. Et l'allèle DR3 seul protégerait de la maladie. Au cas où l'allèle DR3 est associé au DR2, la maladie serait beaucoup plus grave.

■ Virologie

L'idée d'une origine infectieuse de la maladie est ancienne puisque Pierre Marie avait le premier avancé, vers 1880, l'hypothèse d'une bactérie. On a ensuite mis en cause le rôle des virus. La connaissance de plus en plus approfondie de ces derniers, la découverte aussi de nouveaux virus et de leur mécanisme d'action, bref les progrès de la biologie ont permis en effet de leur attribuer progressivement l'origine jusque-là inconnue de nombreuses maladies, en particulier les maladies neurologiques.

Quels sont les arguments qui sous-tendent, dans le cas de la sclérose en plaques, l'hypothèse de l'origine virale ?

— *Les arguments épidémiologiques* —

On a vu que la répartition géographique des cas de sclérose en plaques montre qu'il existe de véritables foyers où sont regroupés les sclérosés en plaques, alors que dans des régions voisines il n'en existe pas. Un virus pourrait être le facteur extérieur à l'origine de tels foyers « épidémiques ». Quant à « l'épidémie de sclérose en plaques » des îles Feroe, elle plaide en faveur d'un facteur contagieux, peut-être viral, la maladie mettant quelque temps à se développer puisque le premier cas recensé se situe trois ans après l'arrivée des troupes britanniques. La maladie de Carré, due à un virus, qui frappe le chien, a subi la même évolution dans les mêmes îles.

— *Les arguments biologiques* —

Des substances appelées *interféron* sont produites par les cellules lymphocytes de l'organisme à la suite d'infection virale. Il existe plusieurs interférons : alpha, bêta, gamma. On a remarqué qu'après les infections saisonnières virales, l'évolution de la sclérose en plaques connaissait des aggravations brutales et des poussées : on est donc conduit à supposer l'intervention de sécrétion d'interféron gamma d'origine virale.

« S'il y a un virus à l'origine de la sclérose en plaques, à quelle époque de la vie attaque-t-il l'organisme ? »

On a vu que, là encore, l'épidémiologie apportait un argument important : tout se passe comme si la rencontre du facteur causal – le virus – avait lieu autour de treize-quinze ans. Comment expliquer le long délai, ensuite, entre l'acquisition du virus et le déclenchement de la maladie ? Ceci est actuellement interprété de différentes façons :
- Il peut s'agir d'un virus à action lente comme chez certains animaux (visna du mouton) ou dans certaines autres maladies neurologiques (Creuztfeld Jakob).
- Le virus serait le facteur déclenchant de la maladie, mais du virus à la démyélinisation interviendrait toute une série de facteurs immunologiques dont on appréhenderait de mieux en mieux les mécanismes.
- Enfin, il peut s'agir non d'un *virus spécifique* mais de ces *virus banals* qui contaminent habituellement l'homme au cours de la première ou deuxième enfance, et dans le cas de la sclérose en plaques le contamineraient plus tardivement.

Ce débat reste ouvert, mais les virologues estiment de plus en plus qu'il s'agit d'un virus spécifique. Il faut souligner tout de suite qu'il est très difficile d'en apporter la preuve là car si le virus persiste dans l'organisme, ce serait sous une forme tout à fait modifiée. D'autre part, la découverte dans le sang d'un patient d'anticorps dirigés contre un virus n'est pas une preuve formelle que ce virus soit à l'origine de la sclérose en plaques : il peut être simplement un facteur associé, et non la cause elle-même.

La découverte récente d'atteintes neurologiques d'origine virale peut être riche en perspectives pour la recherche sur la sclérose en plaques. C'est le cas en particulier de la myélite chronique à HTLVI (CHM). Sous ce nom on décrit une maladie découverte dans les Antilles et au Japon, se présentant comme une atteinte progressive du système nerveux central, avec des aspects moteurs très voisins des formes progressives de sclérose en plaques. Le rétrovirus HTLVI est présent dans l'organisme de ces patients mais cette CHM se différencie de la sclérose en plaques par des éléments cliniques et biologiques spécifiques.

Une équipe de virologie (P. Seigneurin et H. Peron de Grenoble) a retrouvé chez des personnes atteintes de sclérose en plaques des anticorps contre un virus voisin mais différent du HTLVI, actuellement à l'étude.

« Est-ce à dire que la sclérose en plaques est contagieuse ? »

Tout le monde sait en effet que les virus sont des organismes qui passent d'un porteur à un autre, mais qui sont relativement fragiles. Il y a cependant quatre objections à formuler :
- On ne connaît pas de preuve de transmission de sclérose en plaques par contact sexuel et par transfusion sanguine, comme dans l'hépatite ou le sida.
- On n'a jamais publié un cas de contamination conjugale.
- Pour l'instant, l'origine virale est suspectée et non démontrée.

Du virus à la maladie, il y a des quantités de maillons, dont beaucoup encore inconnus ; ce virus peut être anodin pour quelqu'un, c'est-à-dire ne déclencher la maladie que si la personne est prédisposée par d'autres facteurs, en particulier génétiques.

Pour que la maladie se déclenche, il faut un terrain prédisposé ; donc rien ne prouve que la sclérose en plaques est contagieuse : il serait absurde de transformer les hypothèses de recherche sur le virus en certitude et d'enfermer les patients sclérosés en plaques dans des Lazarets sous le prétexte d'une contagion hypothétique parce qu'un virus serait à l'origine de la maladie. On considère actuellement que la sclérose en plaques n'est pas une maladie contagieuse et en particulier qu'elle n'est pas transmissible de la femme enceinte à son nouveau-né.

■ Immunologie

L'organisme survit parce qu'il sait se protéger des agressions du milieu extérieur ; une de ses défenses principales est le *mécanisme immunitaire* employé notamment contre les virus. Le corps apprend à reconnaître la structure chimique de ces corps étrangers ; il crée une défense pour les rejeter ; il garde ensuite en mémoire la structure étrangère, qu'il reconnaîtra très rapidement dans le futur. Cette réponse défensive de l'organisme est la réponse immunitaire.

La structure chimique étrangère, que ce soit un virus, une bactérie, une drogue, est appelée *antigène ;* la réponse immunitaire dépend de deux facteurs. D'une part le lymphocyte B produit des protéines appelées *anti-corps.* Ces anticorps attaquent l'agent étranger et le rendent inoffensif. L'action du lymphocyte B ne se fait pas sans l'intervention des lymphocytes T, lymphocytes T « auxiliaires » ou lymphocytes T « suppresseurs ». Par ailleurs, certains lymphocytes T dits « tueurs » attaquent directement l'agent extérieur.

Il peut arriver que la tendance à attaquer les substances que l'on reconnaît comme étrangères soit un désavantage, par exemple lorsque l'on fait une transplantation de rein du sujet A à un sujet B : le rein qui sera reconnu par B comme étranger sera attaqué par son système immunitaire et provoquera le rejet ; c'est pour prévenir ce problème que l'on donne au greffé des drogues qui sont des *immuno-suppresseurs*. Quelquefois le système immunitaire se tourne contre son propre corps, attaquant de façon inappropriée ses propres constituants : cette situation est appelée *auto-immune*. La réponse du système immunitaire se tourne contre son propre tissu à la suite de l'intervention d'un agent extérieur qui détermine cette réponse : le rhumatisme articulaire aigu en est un exemple, commençant par une infection streptococcique relativement légère, se terminant par une maladie auto-immune potentiellement mortelle qui attaque son propre cœur. Les drogues immuno-suppressives tendent à être utilisées dans les maladies auto-immunes pour supprimer la réponse inappropriée ; mais il faut noter que du coup elles suppriment aussi des réponses contre les agents extérieurs qui seraient à même d'intervenir, comme les infections quotidiennes, et là repose le danger de l'utilisation des immuno-suppresseurs, d'où l'obligation d'être très prudent quand on les utilise.

L'ère immunologique de la sclérose en plaques a progressé en 1942 avec Kabat, qui a découvert que les anomalies des protéines du liquide céphalo-rachidien ou l'un de ses composants évoquaient la présence *d'anticorps* à l'intérieur du système nerveux. Depuis, de gros progrès ont été faits dans l'approche immunologique de la sclérose en plaques. Si l'on constate que l'organisme sécrète des anticorps contre la myéline, on ne sait pas encore cependant quel est le point de départ de l'erreur du système immunitaire. Mais, peu à peu, des notions précises ont été acceptées. Ainsi la sclérose en plaques modifie la répartition et le nombre des *lymphocytes* ou cellules immuno-compétentes. Ce qui est important c'est que des travaux d'origines diverses, par des techniques tout à fait différentes, s'accordent sur la présence dans le cerveau de *certains types de lymphocytes T,* comportant un nombre réduit de récepteurs d'un type particulier. Ce type d'anomalie ne se retrouve pas dans les mêmes proportions chez l'individu indemne de sclérose en plaques.

La portée de ces découvertes est importante, car elle permet d'envisager des traitements (qui restent à créer) visant à éliminer ces lymphocytes d'un type particulier, peut-être spécifiques de la maladie, et qui agressent le système nerveux : on sait actuellement fabriquer par des techniques de laboratoire des anticorps contre les lymphocytes particuliers que l'on appelle *anticorps monoclonaux* parce que ce sont des anticorps qui n'agissent que sur un certain type de lymphocytes (clones) et pas sur les autres. La découverte de ce genre de médicaments ouvrirait la porte à une thérapeutique contre le lymphocyte responsable des lésions de la maladie et donc à un traitement immunitaire spécifique de la sclérose en plaques. Ce qui sous-entend que si l'on connaît plus précisément les mécanismes immunitaires, on peut un jour déboucher sur un traitement spécifique de la maladie, avant même d'en connaître la cause.

Un deuxième type de recherche immunologique est celle du modèle animal de la maladie. On n'a jamais pu transmettre la sclérose en plaques à l'animal. Cependant, après des années de recherches et par tâtonnement on a créé un modèle animal qui se rapproche de plus en plus de la maladie humaine. Si l'on choisit un animal de jeune âge, de type immunitaire particulier, on provoque avec des extraits chimiques qui proviennent de la myéline une maladie expérimentale où l'organisme de l'animal réagit, fabrique des anticorps, et des lymphocytes T et B qui réagissent contre sa propre myéline ; la maladie évolue comme la sclérose en plaques par poussées et les lésions provoquées ressemblent tout à fait à celles de la sclérose en plaques, associant inflammation et démyélinisation. L'intérêt de ce modèle animal est de permettre d'essayer les artifices qui peuvent être inventés et utilisés pour arrêter la maladie ou la prévenir et d'en déduire les traitements d'origine biologique susceptibles de prévenir ou d'influencer l'évolution de la sclérose en plaques. Les premiers résultats de travaux de ce genre ont conduit à la découverte du Copolymère 1. Ce produit a une certaine action sur l'évolution de la maladie animale, il peut en prévenir le déclenchement ; sur l'homme, nous avons vu que son action n'est que partielle, mais il pourrait annoncer une série de produits de plus en plus efficaces.

■ En l'état actuel de la recherche...

Peut-on esquisser à partir des travaux des chercheurs un schéma de la maladie depuis son début biologique (la rencontre avec le « facteur causal ») jusqu'à l'éclosion du premier symptôme neurologique ? Notre récit résulte d'hypothèses qui semblent peu à peu se confirmer, bien que l'on ne connaisse pas l'antigène de départ, ni la cible précise que l'anticorps vise. On sait qu'un facteur extérieur intervient au départ, qui contaminerait l'organisme vers la quinzième année du patient, au moment de la maturation du système immunitaire ; il pourrait s'agir d'un virus lent, qui resterait dans l'organisme sous une forme difficile à mettre en évidence, ou plus simplement de virus (banals ou spécifiques) qui entraîneraient à cet âge une modification ou une déficience de la réaction immunitaire.

Pour que se déclenche le mécanisme, il faut que le virus trouve un terrain génétiquement favorable. Certains gènes aident à la présentation d'un virus ou d'une particule virale à la cellule immuno-compétente. Il s'agit d'un lymphocyte T d'un type particulier, comportant des récepteurs spécifiques ; ce serait ainsi le point de départ d'une réaction en chaîne dysimmunitaire. Le lymphocyte T et le lymphocyte B déclencheraient en même temps des réactions à médiation cellulaire et par l'intermédiaire d'anticorps visant bien entendu l'antigène. Les cellules sanguines passeraient la barrière hémato-encéphalique (c'est-à-dire ce qui sépare le sang du cerveau) ; la rupture de la barrière est maintenant prouvée par les images de lésions récentes visibles en IRM absorbant le contraste mis dans le sang ; ces cellules sanguines provoqueraient au niveau du cerveau la stimulation d'autres cellules, aboutissant à la fabrication d'anticorps qui, ne reconnaissant plus la myéline (ou un de ses composants) de l'individu, la prendraient pour cible : par suite de la parenté que l'antigène aurait avec la myéline ou l'un de ses composants, cette dernière serait considérée comme un tissu ennemi, d'où la démyélinisation, qui est le début du processus dans la sclérose en plaques. À partir de l'atteinte de la myéline se produit en effet toute une organisation de cette démyélinisation (la remyélinisation au début reste possible) : prolifération de cellules avoisinantes astrocytaires, macrophages et modification de la plaque de démyélinisation qui devient ultérieurement la plaque de sclérose. Une fois la réaction commencée, elle est auto-entretenue ; quand la maladie est déclenchée elle ne s'arrête pas spontanément ; le mode évolutif est spécifique à chaque malade.

La recherche pharmaceutique porte sur plusieurs points : bloquer une ou plusieurs des réactions en chaîne, depuis le départ (médications antivirales) jusqu'à l'intervention contre le lymphocyte T qui est la clé de la réaction par l'intermédiaire (anticorps monoclonaux) ; s'opposer, également dès le départ, à la prolifération du virus, et même ensuite si le virus persistait dans l'organisme ; interrompre la chaîne des réactions immunitaires et faciliter la remyélinisation qui peu à peu s'épuise.

Renseignements pratiques

Les démarches administratives

■ Les remboursements de la Sécurité sociale

Pour en bénéficier, il faut être assuré de plein droit ou être considéré comme ayant droit (enfant, conjoint ou ascendant de l'assuré social) et demander à la caisse de son domicile l'exonération du ticket modérateur (prise en charge à 100 %), pour être exonéré du ticket modérateur il faut faire établir par le médecin traitant un certificat détaillé, circonstancié décrivant que la « sclérose en plaques est invalidante ».

Rappelons que pour un assuré au régime général, le ticket modérateur est le montant qui reste à la charge de l'assuré, variable selon qu'il s'agisse de soins médicaux, d'examens de laboratoire, de la pharmacie.

La prise en charge à 100 % signifie que le malade avance le paiement des soins mais qu'il est remboursé à 100 % sous réserve que les soins aient directement trait à la maladie et soient couverts par l'assurance maladie. Si le patient décide d'être soigné par un naturopathe par exemple, les frais ne lui seront pas remboursés. Ceci est vrai pour les assurés du régime général. Pour les autres, le taux de remboursement est important mais diffère selon le régime de la caisse à laquelle la personne est affiliée. Il faut donc s'informer auprès de cette caisse. En cas d'hospitalisation, le malade paie le *forfait journalier*, même pris en charge à 100 %, au même titre que toute autre personne hospitalisée. Le forfait journalier est une participation financière aux frais d'hébergement et de nourriture par journée d'hospitalisation.

Pour le sclérosé en plaques, il est intéressant de « bénéficier du tiers ». Le *tiers payant pour les médicaments* est une dispense de frais s'appliquant à un bon nombre de médicaments, relatifs à la sclérose en plaques. Ainsi, dans la plupart des pharmacies, le malade peut obtenir ses produits pharmaceutiques sans débourser un centime. Il suffit de présenter la carte d'assuré social en cours de validité. Cette dernière, appelée parfois carte-navette, fournie par la Sécurité sociale, porte la mention des 100 % sans préciser de quelle maladie il s'agit.

■ Les indemnités journalières

Le médecin conseil est celui qui déclenche le paiement des indemnités journalières correspondant à l'arrêt de travail qui a une durée déterminée, en cas de poursuite de l'arrêt de travail, il faut fournir un certificat de prolongation. Ces indemnités journalières peuvent être renouvelées sur une période de trois ans.

Après une ou plusieurs poussées, la personne atteinte de sclérose en plaques a intérêt à reprendre son travail si elle le peut, dès qu'elle le veut, elle peut reprendre son travail tout en gardant son « *100 %* » car ceci n'intervient que sur les remboursements de médicaments, elle n'est pas en invalidité (même si le terme de sclérose en plaques invalidante est écrit), la reprise du travail arrête cependant le versement des indemnités journalières. Si un nouvel arrêt de travail est prescrit, les indemnités journalières sont à nouveau versées.

■ Pension d'invalidité

L'invalidité est accordée lorsque la capacité à gagner sa vie est réduite d'au moins deux tiers ; la personne est dite du premier groupe si elle peut travailler à temps partiel, du second groupe si elle ne peut pas travailler du tout, du troisième groupe si elle ne peut ni travailler, ni vivre seule.

Pour recevoir une pension d'invalidité, la personne doit justifier à la fois d'un nombre minimum d'heures de travail – (variable selon les régimes d'assurance) et d'une durée minimum d'immatriculation à la Sécurité sociale.

Dans tous les autres cas, c'est le droit de la Sécurité sociale qui s'applique avec le paiement des prestations journalières et la mise en invalidité se fait sur décision de la caisse au bout de trois ans d'arrêt de travail. Les conditions d'attribution varient selon le régime auquel la personne est affiliée ; nous considérons ici le régime général car c'est celui de la majorité des Français.

Le dossier est à prendre sur sollicitation de la caisse et à déposer une fois rempli, à la caisse d'assurance maladie du lieu de résidence, au service d'invalidité. L'assuré doit fournir des renseignements sur les diverses activités professionnelles exercées avant la maladie et un certificat médical (pas obligatoire) dont le modèle est fixé par arrêté du ministre chargé de la Sécurité sociale. Le médecin constate l'état de santé du demandeur et donne son avis sur son degré d'incapacité au travail.

L'invalidité est accordée lorsque la capacité à gagner sa vie est réduite d'au moins deux tiers ; la personne dite du premier groupe si elle peut travailler à temps partiel, du second groupe si elle ne peut pas travailler du tout, du troisième groupe si elle ne peut ni travailler, ni vivre seule.

La décision : l'inaptitude au travail est appréciée par la caisse de Sécurité sociale.

Le cumul : la pension d'invalidité peut être cumulée avec d'autres allocations à condition que la totalité ne dépasse pas un certain plafond de ressources.

La pension : elle est versée par la caisse primaire d'assurance maladie (CPAM) tous les mois. Elle est réduite pendant l'hospitalisation mais la réduction dépend de la situation familiale et en particulier du nombre d'enfants à charge.

L'organisme à consulter pour information : la caisse primaire d'assurance maladie à laquelle le malade est affilié.

■ La COTOREP

La Commission technique d'orientation et de reclassement professionnel (COTOREP) est un organisme départemental, placé sous l'égide du ministère du Travail et de la DDASS (Direction départementale d'affaires sanitaires et sociales, service du ministère de la Santé placé sous l'autorité des préfets). Elle est divisée en deux sections :

– *La première section* qui s'occupe d'une part, du reclassement professionnel, et d'autre part, reconnaît le travailleur handicapé et le classe de *A à C.*

A) Personne qui peut exercer un travail quasi normal avec une faible réduction de sa capacité de travail.

B) Un handicap modéré et durable compatible avec une certaine charge de travail.

C) Handicap grave, définitif incompatible avec la poursuite d'une activité salariée.

La première section peut autoriser le maintien dans l'entreprise si c'est possible, orienter vers un *reclassement professionnel* : soit pour retour dans leur entreprise pour un travail moins pénible (position assise par exemple...) ce qui est le cas le plus favorable, soit dans une autre entreprise. Si le reclassement est impossible (niveau culturel limité) une présentation à l'ANPE est la seule possibilité.

– *La deuxième section* soutient les personnes qui sont ou seront capables de travailler ou bien d'aider celles qui ne sont pas capables de travailler. Elle s'occupe des *allocations.*

Les décisions de la COTOREP sont toujours prises après avis d'une commission constituée de dix personnes dont des médecins. Le dossier, correctement rempli, est en général traité dans les trois mois qui suivent la demande. La COTOREP a un nouveau barème basé certes sur la mesure des déficiences et des incapacités physiques, la personne est évaluée, en fonction de son potentiel physique restant, qui n'est jamais à 0 %. Le taux d'invalidité ne dépasse pas 80 %.

> ## Conseils pour constituer un dossier COTOREP
>
> * *Mettre toujours le nom de jeune fille s'il s'agit d'une femme mariée.*
> * *Signaler si vous avez déjà adressé une demande à l'autre section de façon à faciliter la fusion des deux dossiers.*
> * *Bien constituer le dossier, ne rien omettre des pièces requises et surtout le certificat médical, élément essentiel du dossier pour être reconnu handicapé et pour avoir droit aux prestations. Il doit être le plus descriptif possible.*
> * *Indiquer l'évolution possible de la maladie, la fréquence des hospitalisations, etc.*
> * *Il est recommandé d'ajouter une lettre décrivant les difficultés de la vie quotidienne.*
> * *Il ne sert à rien de saisir la COTOREP, si la personne relève d'un régime particulier tel celui des fonctionnaires titulaires.*
> * *Ne pas hésiter à demander de l'aide au bureau d'Aide sociale de la mairie de votre ville.*

■ Allocation compensatrice

C'est une allocation d'aide sociale instituée par la loi d'orientation de 1975. Elle est donnée lorsqu'une personne handicapée *a besoin d'une tierce personne* pour accomplir les actes indispensables de la *vie courante* (se laver, etc.) ou pour répondre financièrement aux frais professionnels engagés pour *travailler* (aménager sa voiture pour aller sur son lieu de travail, etc.)

Cette allocation n'entre pas en compte dans les ressources de l'intéressé pour l'appréciation de ses droits à l'AAH.

Le postulant doit présenter un taux d'incapacité permanente au moins égal à *80 %* (l'appréciation est faite par la COTOREP). Il doit avoir au moins seize ans, être Français et résident en France.

Le dossier : il est à prendre à la mairie de son domicile ; facile à remplir, il est à déposer à la mairie qui le transmet à la COTOREP du département. Le bureau de la mairie délivre un récépissé qui date du jour de dépôt du dossier.

La décision : l'accord de principe est émis par la COTOREP.

La durée : elle est modulable selon l'accord de la commission de la COTOREP mais peut excéder *cinq ans.*

Le renouvellement est notifié par la COTOREP.

Le cumul : aucune restriction.

L'allocation : elle est versée mensuellement à partir de la date du dépôt de la demande. Elle est servie par la DASES (Direction de l'action sanitaire de l'enfance et de la santé, 82, rue Beaubourg, 75003 Paris) et son montant est variable. Lorsque le travailleur handicapé est hospitalisé, le service d'allocation lui reste assuré pendant les quarante-cinq premiers jours, au-delà l'allocation est suspendue.

Organismes à consulter pour information : la COTOREP (deuxième section) ou la DASES directement.

■ Ceux qui n'ont jamais travaillé

L'allocation pour adultes handicapés (AAH) remplace toutes les anciennes prestations versées aux personnes infirmes adultes avant la loi de 1975. Elle est réservée aux handicapés de plus de vingt ans. Elle s'apparente davantage à une aide sociale car son versement est subordonné aux conditions des ressources mais elle est servie et financée comme une prestation familiale par la caisse d'allocations familiales. Cette allocation est très importante car elle ouvre droit à la Sécurité sociale et également à l'allocation Logement.

Pour l'obtenir, il faut être Français et résident en France ou ressortissant d'un pays ayant conclu une convention de réciprocité d'assistance avec la France. Le taux d'invalidité exigé est au moins de 80 % (estimé par la COTOREP). Si le taux d'incapacité permanente n'atteint pas ce pourcentage, il faut justifier que la personne ne peut se procurer du travail à cause de son handicap.

Le dossier : il est à prendre à la caisse d'allocations familiales (CAF), au bureau d'Aide sociale ou à la COTOREP directement. Il doit être déposé à la CAF qui le transmet à la COTOREP. Le versement de l'allocation prend effet à la date de dépôt du dossier.

La décision : elle appartient à la COTOREP qui décide du taux d'incapacité du demandeur, de l'impossibilité ou non de se procurer un emploi, et que l'attribution de l'allocation est ou non justifiée.

En ce qui concerne les ressources de l'intéressé, ce sont celles perçues au cours de l'année civile précédente qui sont prises en considération. Par exemple, pour déterminer le droit à l'allocation pour la période du 1er juillet 1989 au 30 juin 1990, les ressources prises en compte sont le revenu net global imposable après abattement de l'année 1998.

La durée : l'allocation est toujours accordée à titre temporaire pour une période au moins égale à un an et au plus cinq ans.

Le dossier de renouvellement est envoyé par la caisse d'allocations familiales et doit être renvoyé correctement rempli le plus rapidement possible, sous peine de suspension de versement de l'allocation compte tenu des délais de traitement des dossiers.

Le cumul : en principe il n'y a pas de cumul entre l'AAH et les autres pensions et rentes d'invalidité ou de retraite. Mais il peut y avoir le cumul avec le Revenu minimum d'insertion (RMI).

L'allocation : elle est versée par la caisse d'allocations familiales tous les mois, le montant est modulable selon les revenus. Elle est normalement remise en main propre au bénéficiaire.

Lorsque l'allocataire est hospitalisé pour une durée supérieure à un moins, l'allocation est réduite de 3/5e à 1/5e selon la situation familiale, sauf s'il a au moins deux enfants à sa charge.

L'organisme à consulter pour information : la CAF, le bureau d'Aide sociale ou la COTOREP directement.

■ La carte nationale d'invalidité (CNI)

La carte nationale d'invalidité peut être obtenue à partir d'un handicap reconnu par la COTOREP de 80 %. Elle ouvre droit à certains avantages sociaux. Il est recommandé de ne pas la perdre car la COTOREP ne fournit un duplicata que sur présentation d'un certificat de perte. Ces avantages sont principalement de nature fiscale ou concernent les transports. Les personnes titulaires de la CNI ont, en effet, droit à un abattement sur le revenu imposable si celui-ci ne dépasse pas un certain plafond. Les montants de l'abattement et les plafonds de ressources retenus pour leur application varient chaque année. Ces abattements sont doublés lorsque les deux conjoints sont invalides. Les bénéficiaires de la CNI peuvent déduire de leur revenu imposable les sommes versées pour l'emploi d'une aide à domicile, obtenir un dégrèvement de taxe d'habitation, de taxe foncière ou peuvent donner droit à un abattement sur la base imposable de la taxe d'habitation des parents de la personne titulaire si celle-ci habite avec eux.

Une exonération de la redevance télévision est accordée également. Les bénéficiaires de la CNI ont la possibilité de voyager en première classe dans le RER, ont droit aux places réservées dans le métro et sur l'ensemble du réseau SNCF. Ils sont également dispensés de la vignette automobile et ont priorité pour l'installation du téléphone.

Le dossier : il est à retirer au bureau d'Aide sociale de la mairie ou à la COTOREP.

La décision : elle est prise par la COTOREP.

La durée : elle dépend de la décision de la COTOREP, elle est de cinq ans maximum.

L'organisme à contacter pour information : la COTOREP.

Pour les personnes dont l'incapacité est inférieure à 80 %, il existe une carte station debout pénible, de couleur verte, à demander auprès de sa mairie, sans que cela passe par la COTOREP. C'est la préfecture qui délivre cette carte. Elle ne confère aucun des avantages attachés à la carte d'invalidité ; elle ne sert qu'à prouver un état physique qui n'est pas toujours apparent vis-à-vis des autres. Elle vous donnera toutefois droit à des places prioritaires dans les transports en commun, une priorité dans les files d'attente des lieux publics : cinéma, théâtre, poste, etc.

Adresses utiles

■ La Ligue française contre la sclérose en plaques (LFSEP)

Son siège social est à Paris. Elle est reconnue d'utilité publique par décret du 21/01/1997 (J.O. du 28/01/1997).

La Ligue regroupe des associations d'aide aux patients atteints de sclérose en plaques, ainsi que des médecins spécialistes, des scientifiques, des membres bienfaiteurs et des personnes ayant une sclérose en plaques.

Ses buts sont de favoriser la recherche, de développer l'aide morale et matérielle auprès des patients, de les informer ainsi que leurs familles, les médecins, les kinésithérapeutes, assistants sociaux et plus généralement le public, de recueillir et répartir les fonds nécessaires à ces objectifs. La Ligue est membre votant de la France à la Fédération internationale des associations de sclérosés en plaques (IFMSS) et de la plate-forme euro-péenne : le site internet du « Monde de la SEP » est http://www.ifmss.org.uk.

Elle propose un service téléphonique, *Écoute SEP* : appeler le numéro AZUR 0.801.80.3953. Ce service s'adresse aux personnes concernées directement ou indirectement par la sclérose en plaques ; l'écoute est assurée par des bénévoles dans le respect de l'anonymat, elle a pour but d'aider psychologiquement et moralement, d'apporter des réponses aux questions d'ordre pratique, des renseignements d'ordre administratif, para-médical, elle recueille vos suggestions et vos témoignages.

Le bureau du président et du délégué général est situé : 3, rue de l'Arrivée, Tour C.I.T., B.P. 68, 75015 Paris.
Tél. : 01.43.22.45.69
Fax : 01.43.22.54.15
E mail LL F SEP @Compuserve.com

■ Antennes départementales de la LFSEP

La Ligue française a des antennes dans certaines régions. Ce sont soit des associations membres de la Ligue, soit des bénévoles : on les dénomme correspondants de la Ligue.

Ain

Mme Jean Bruliard
2, rue Aristide-Briand – 01000 BOURG-EN-BRESSE
Tél. : 04.74.22.48.64

Aube

Mme Gisèle Oswald
37, rue Pierre-Semard – 10300 SAINTE-SAVINE
Tél. : 03.25.78.24.40

Aveyron

Mme Jacky Auran
13, avenue Armand-Rodat – 12000 RODEZ

Corrèze

Mme Marie-Françoise Dumas
25, rue de Turenne – 19316 BRIVE-LA-GAILLARDE
Tél. : 05.55.24.43.55

Loire

Mme Marie-Cécile Gaillard
5, place de Verdun – Villerest – 42300 ROANNE
Tél. : 04.77.69.70.37

Haute-Marne

M. Jean-Pierre-Foret
1, rue Hélène Boucher – 52000 CHAUMONT
Tél. : 03.25.32.12.84

Marne

Mme Lydia Corvino
3, pl. du Général-Giraud – 51300 VITRY-LE-FRANÇOIS
Tél. et Fax : 03.26.72.20.16

Moselle

M. Jean-Marie Haag – Association « Espoir »
25, lot Les Vergers – Gaubivin – 57600 FOLKLING
Tél. : 03.87.87.85.03

Nièvre

M. Jean Le Pommelet
12, rue du Pré Morand – 58470 MAGNY-COURS
Tél. : 03.86.58.00.84

Nord

Mme Aline Matysiak – Centre Hélène Borel
Château du Liez – 59283 RAIMBEAUCOURT
Tél. : 03.27.93.16.16

Bas-Rhin

Mme Marie-Thérèse Lorentz
36, rue des Petites Fermes – 67000 STRASBOURG
Tél. : 03.88.28.29.30

Rhônes-Alpes

Mme Yvette Chalicarne
Association « Germaine Revel »
19, rue Louis-Braille – 69100 VILLEURBANNE
Tél. : 04.78.84.20.45

Vienne

Mme Ghislaine Perillaud
37, rue du Breuil-Mingot – 86000 POITIERS
Tél. : 05.49.61.10.24

Banlieue parisienne - Yvelines

M. François Marvier
Résidence Gd Siècle, 9, place Royale - 78000 VERSAILLES
Tél. : 01.30.21.59.97

Banlieue parisienne - Hauts-de-Seine

Mme Geneviève Lenoir
7, rue George-Sand – 92500 RUEIL-MALMAISON
Tél. : 01.47.77.09.90

■ Association des Paralysés de France (APF)

L'Association des Paralysés de France offre une aide individuelle à tous ses adhérents et à leur famille. Elle publie une revue mensuelle, *Faire face*, qui donne des indications sur le matériel technique, la législation et d'autres informations plus générales. Elle prend en charge tous les types de handicaps moteurs.

Son fondateur, André Trannoy, avait créé en 1965 le Comité national de la sclérose en plaques avec les autres associations et des neurologues membres de la société de neurologie. En 1986, il a participé à la création de la Ligue française contre la sclérose en plaques avec la NAFSEP, l'APCLD, les centres Germaine Revel et Hélène Borel et L'ARSEP.

L'APF s'est retirée de la LFSEP le 26 février 1998. Elle a des délégations dans tous les départements et dans les régions :

Délégations de l'APF

01 Ain
2, rue de Touraine (Quartier l'Alagni)
B.P. 1112 – 01010 BOURG-EN-BRESSE
Tél. : 04.74.23.41.59

02 Aisne
9, rue de Crimée
02100 SAINT-QUENTIN

03 Allier
28 bis, rue des Époux Contoux
03400 YZEURE
Tél. : 04.70.44.36.21

04 Alpes-de-Haute-Provence
H.L.M. Les Serrets
04100 MANOSQUE
Tél. : 04.92.72.34.37

05 Hautes-Alpes
7A, boulevard Charles-de-Gaulle
05000 GAP
Tél. : 04.92.51.68.71

06 Alpes Maritime
21, boulevard Mantéga-Righi
06100 NICE
Tél. : 04.92.15.78.70

07 Ardèche
10, boulevard des Mobiles
07000 PRIVAS
Tél. : 04.75.64.11.51

08 Ardennes
28, rue Jean-Baptiste-Clément
B.P. 345 – 08105 CHARLEVILLE-MÉZIÈRES
Tél. : 03.24.33.00.41

09 Ariège
La Maison de la Famille et de l'Habitat
19, rue des Moulins – B.P. 49
09002 FOIX CEDEX
Tél. : 05.61.05.01.86

10 Aube
37, rue Pierre-Sémard
10300 SAINTE-SAVINE
Tél. : 03.25.78.24.40

11 Aude
Z.I. de l'Estagnol – 7, rue Benjamin-Francklin
11000 CARCASSONNE
Tél. : 04.68.25.62.25

12 Aveyron
13, avenue Amans-Rodat
12000 RODEZ
Tél. : 05.65.68.59.40

13 Bouches-du-Rhône
11, avenue Alphée-Cartier
13003 MARSEILLE
Tél. : 04.91.08.08.28

14 Calvados
52, rue Louis-Robillard
14300 CAEN
Tél. : 02.31.83.63.29

15 Cantal
8, place de la Paix
15012 AURILLAC CEDEX
Tél. : 04.71.48.20.57

16 Charente
Quai du Halage
16000 ANGOULÊME
Tél. : 05.45.92.96.64

17 Charente-Maritime
7, avenue du 14-Juillet – Villeneuve les Salines
17000 LA ROCHELLE
Tél. : 05.46.34.54.70

18 Cher
81, avenue Ernest-Renan
18000 BOURGES
Tél. : 02.48.20.12.12

19 Corrèze
25, rue de Turenne
19100 BRIVE
Tél. : 05.55.24.43.55

20A Corse
M.D.O.F. – Avenue Lyautey
20090 AJACCIO
Tél. : 04.95.22.25.89

20B Corse
C.C. Ficabruna
20620 BIGUGLIA
Tél. : 04.95.30.86.01

21 Côte-d'Or
4, rue des Tamaris
21600 LONGVIC
Tél. : 03.80.68.24.10

22 Côtes-d'Armor
86, rue de la Corderie
22000 SAINT-BRIEUC
Tél. : 02.96.33.00.75

23 Creuse
La Maison des Associations
11, rue de Braconne – B.P. 351
23000 GUÉRET
Tél. : 05.55.52.98.05

24 Dordogne
8, rue Pierre-de-Coubertin
24071 PÉRIGUEUX CEDEX
Tél. : 05.53.53.13.25

25 Doubs
16, rue Andrey
25000 BESANÇON
Tél. : 03.81.53.34.33

16, rue Pierre-Brosselette
25200 MONTBÉLIARD
Tél. : 03.81.90.58.23

26 Drôme
17, rue de Verdi – B.P. 48
26902 VALENCE CEDEX
Tél. : 04.75.43.49.04

27   Eure
Immeuble Aubépine – Appt 143
19, rue Joliot-Curie
27000 ÉVREUX
Tél. : 02.32.28.16.66

28   Eure-et-Loire
84, avenue Manoury
28000 CHARTRES
Tél. : 02.37.28.61.43

29   Finistère
Nord-Finistère
65, route de Bénodet
29000 QUIMPER
Tél. : 02.98.90.06.10

Sud-Finistère
4, rue de l'Observatoire
29200 BREST
Tél. : 02.98.44.48.06

30   Gard
Les Capucines – 2, rue Paul-Painlevé
30000 NÎMES
Tél. : 04.66.29.27.07

31   Haute-Garonne
116 bis, rue des Amidonniers
31000 TOULOUSE
Tél. : 05.61.21.72.21

32   Gers
Place de la Gare – Rue Anatole-France
32500 FLEURANCE
Tél. : 05.62.06.10.41

33 Gironde
Rue Guilhou
33200 BORDEAUX-CAUDERAN
Tél. : 05.56.08.67.30

34 Hérault
Parc Euromédecine – 1620, rue de Saint-Priest
34097 MONTPELLIER CEDEX
Tél. : 04.67.10.03.25

35 Ille-et-Vilaine
40, rue Danton
35700 RENNES
Tél. : 02.99.84.26.66

36 Indre
Mlle Germaine Ligonnet – 10, rue George-Sand
36120 ARDENTES
Tél. : 02.54.34.13.45

37 Indre-et-Loire
72, rue Walvein – B.P. 0914
37009 TOURS CEDEX
Tél. : 02.47.37.60.00

38 Isère
9, rue Paul-Bourget
38100 GRENOBLE
Tél. : 04.76.43.13.28

39 Jura
78, rue Saint-Désirée
39000 LONS-LE-SAUNIER
Tél. : 03.84.47.12.62

39   Jura
9, rue Aristide-Briand
39100 DOLE
Tél. : 03.84.82.41.84

40   Landes
Rue des Jonquilles – Quartier du Sablar
40100 DAX
Tél. : 05.58.74.67.92

41   Loir-et-Cher
1, rue Arago - B.P. 804
41007 BLOIS
Tél. : 02.54.43.04.05

42   Loire
2, allée Johann-Strauss
42000 SAINT-ÉTIENNE
Tél. : 04.77.93.28.62

11 A, rue Mayollet
42300 ROANNE
Tél. : 04.77.70.35.58

43   Haute-Loire
99, avenue Charles-Dupuy
43700 BRIVES-CHARENSAC
Tél. : 04.71.05.20.30

44   Loire-Atlantique
1, place Léo-Lagrange – B.P. 65
44814 SAINT-HERBLAIN
Tél. : 02.40.43.64.85

45 Loiret
9-11, rue Robert-le-Pieux
45000 ORLÉANS
Tél. : 02.38.43.28.53

46 Lot
51, rue Brives
46000 CAHORS
Tél. : 05.65.35.73.03

47 Lot-et-Garonne
18, rue Émile-Zola
47000 AGEN
Tél. : 05.53.66.01.53

48 Lozère
Îlot Rousseau Masson – 1, rue Traversière-Duchastel
48000 MENDE
Tél. : 04.66.49.24.19

49 Maine-et-Loire
22 A, boulevard des Deux-Croix
49100 ANGERS
Tél. : 02.41.34.81.34

50 Manche
33, boulevard Mendès-France
50100 CHERBOURG
Tél. : 02.33.53.22.13

51 Marne
245, rue de Neufchatel
51100 REIMS
Tél. : 03.26.09.07.11

52 Haute-Marne
69, rue Lévy-Alphandéry
52000 CHAUMONT
Tél. : 03.55.03.12.38

53 Mayenne
13-15, place Saint-Tugal
53000 LAVAL
Tél. : 02.43.53.25.49

54 Meurthe-et-Moselle
4, rue Alfred-Mézières
54000 NANCY
Tél. : 03.83.32.35.20

55 Meuse
52 ter, rue Pierre-Demathieu – Cité Verte
55100 VERDUN
Tél. : 03.29.86.70.51

56 Morbihan
47, rue Ferdinand-le-Dressay – B.P. 74
56002 VANNES CEDEX
Tél. : 02.97.47.14.62

57 Moselle
2 ter, rue Maurice-Barrès
57000 METZ
Tél. : 03.87.75.58.32

58 Nièvre
Les Faïenciers, Bâtiment Custode – boulevard Léon-Blum
58000 NEVERS
Tél. : 03.86.61.01.95

59   Nord
231, rue Nationale
59800 LILLE
Tél. : 03.20.57.99.84

60   Oise
21, rue Jean-Racine – B.P. 578
60005 BEAUVAIS
Tél. : 03.44.48.14.21

61   Orne
17, rue Pierre-Jouanny – B.P. 219
61007 ALENÇON CEDEX
Tél. : 02.33.82.79.79

62   Pas-de-Calais
381, rue de Lille
62400 BÉTHUNE
Tél. : 03.21.57.19.68

63   Puy-de-Dôme
79, boulevard J.-B.-Dumas
63000 CLERMONT-FERRAND
Tél. : 04.73.91.53.40

64   Pyrénées-Atlantiques
Bâtiment Ayous – Avenue de Saragosse
64000 PAU
Tél. : 05.59.80.36.66

2, rue Jacques Laffitte
64100 BAYONNE
Tél. : 05.59.59.02.14

65 Hautes-Pyrénées
Hôpital de l'Ayguerote
65000 TARBES
Tél. : 05.62.93.86.07

66 Pyrénées-Orientales
Bas-Vernet III – Cité Émile-Roudayre - Bâtiment 6
66000 PERPIGNAN
Tél. : 04.68.52.10.41

67 Bas-Rhin
36, rue des Petites-Fermes
67200 STRASBOURG
Tél. : 03.88.28.29.30

68 Haut-Rhin
70, rue des Merles
68100 MULHOUSE
Tél. : 03.89.46.49.36

69 Rhône
73 ter, rue Francis-de-Pressensé
69100 VILLEURBANNE
Tél. : 04.72.43.01.01

70 Haute-Saône
28, rue Grosjean
70000 VESOUL
Tél. : 03.84.75.35.60

71 Saône-et-Loire
118, Grande Rue de la Coupée
71850 CHARNAY-LES-MÂCON
Tél. : 03.85.29.11.60

72 Sarthe
37, avenue de Rostov sur le Don – B.P. 207
72005 LE MANS CEDEX
Tél. : 02.43.28.68.46

73 Savoie
306, rue Jules-Bocquin
73000 CHAMBÉRY
Tél. : 04.79.69.41.81

74 Haute-Savoie
« Espace Georges Naly » – 84 bis, avenue de Brogny
74000 ANNECY
Tél. : 04.50.46.53.53

75 Paris
22, rue Père Guérin
75013 PARIS
Tél. : 01.44.16.83.83

76 Seine-Maritime
32, rue Lafayette
76100 ROUEN
Tél. : 02.35.73.25.01

77 Seine-et-Marne
Sud Seine et Marne
5, avenue du Général-Patton
77000 MELUN
Tél. : 01.64.52.12.89

Nord Seine-et-Marne
Appt 102 – 1, square de la Brie
77100 MEAUX-BEAUVAL
Tél. : 01.64.33.07.40

78 Yvelines
19, allée des Épines
79180 MONTIGNY-LE-BRETONNEUX
Tél. : 01.30.44.14.41

79 Deux-Sèvres
Résidence les Tilleuls - Appt n° 1
31, rue de la Corderie
79000 NIORT
Tél. : 05.49.73.52.14

80 Somme
6, allée Germaine Dulac – Appt 501
80090 AMIENS CEDEX
Tél. : 03.22.47.13.70

81 Tarn
Allée du Camping
81000 ALBI
Tél. : 05.63.60.35.13

82 Tarn-et-Garonne
Rés. Pyrénes – Bât. Madiran – Rue François-Mauriac
82000 MONTAUBAN
Tél. : 05.63.63.83.12

83 Var
Le Joal III – 90, avenue Général-Noguès
83000 TOULON
Tél. : 04.94.62.97.75

85 Vendée
40, rue de Wagram – Appt 80 – Bât. D
Les Terrasses
85000 LA ROCHE-SUR-YON
Tél. : 02.51.37.03.47

86 Vienne
75, rue de Bourgogne – Appt 1761
86000 POITIERS
Tél. : 05.49.44.20.61

87 Haute-Vienne
14, rue du Clos-Adrien
87000 LIMOGES
Tél. : 05.55.33.21.01

88 Vosges
13, rue Charles-Pinot
88000 ÉPINAL
Tél. : 03.29.82.52.33

89 Yonne
1, allée du Foulon
89000 AUXERRE
Tél. : 03.86.46.32.15

90 Territoire de l'Ouest
Cité des Associations – Rue Jean-Pierre-Melville
90000 BELFORT
Tél. : 03.84.22.08.47

91 Essonne
6, rue Jeanne-Récamier
91000 ÉVRY
Tél. : 01.60.78.06.63

92 Hauts-de-Seine
17, rue de Pongerville
92000 NANTERRE
Tél. : 01.47.21.16.15

93 Seine-Saint-Denis
7, rue Carnot – Quartier Pablo-Picasso
93000 BOBIGNY
Tél. : 01.48.95.29.29

94 Val-de-Marne
4, rue Octave du Mesnil
94000 CRÉTEIL
Tél. : 01.42.07.17.25

95 Val-d'Oise
10, avenue de l'Europe – B.P. 78
95601 EAUBONNE CEDEX
Tél. : 01.39.59.21.55

■ Associations membres de la Ligue française contre la sclérose en plaques

— Nouvelle association française des sclérosés en plaques —
(NAFSEP)

Siège social – Service social : Aéropôle 1/5, avenue Albert-Durand – 31700 BLAGNAC – Tél. : 05.61.71.22.17 – Fax 05.61.30.49.73
Antenne médicale-secrétaire général :
1, rue Montespan – 91700 ÉVRY
Tél. : 01.69.36.95.00 – Fax 01.69.36.95.01
• Association de personnes avec sclérose en plaques, de leurs familles et amis.
Elle milite notamment en faveur :
– du maintien à domicile des personnes avec SEP,
– de la création de centres spécialisés (séjours longs et temporaires).
• Elle gère un centre spécialisé – Le Haut de Versac – 39170 SAINT-LUPICIN. – Tél. : 03.84.41.31.00.
• Publication : « Facteur Santé » (trimestrielle).
Elle a créé en 1998 un nouveau centre à Riom es Montagne (15400). Tél. : 04.71.67.45.45.
Elle a des délégations dans tous les départements. Pour les connaître, appelez le 05.61.71.22.17.

— Association « Espoir » —

25, lot. Les Vergers – GAUBIVING – 57600 FOLKLING –
Tél. : 03.87.87.85.03.
* Association de personnes avec sclérose en plaques et de leur famille.

— Association au service des grands malades — des Postes et Télécommunications (APCLD)

Siège national : 6, impasse Bonne-Nouvelle – 75010 PARIS
Tél. : 01.48.24.21.50 - Fax : 01.42.46.21.23
Elle offre une aide individuelle et collective à tous les collègues postiers et télécommunicants, à leur proche famille luttant face à une maladie grave et invalidante. Elle édite une revue mensuelle, *PTT Solidarité* (3614 code TATOU) et offre par le journal télématique des PTT des renseignements sur les établissements hospitaliers prenant en charge les personnes atteintes de sclérose en plaques ; elle a des délégations dans chaque département, travaille avec 550 bénévoles (visite à domicile, à l'hôpital, accompagnement aux consultations, facilitation de déplacement, information, participation à l'achat de matériel, aide aux démarches administratives...). Renseignements – Tél. : 01.48.24.21.50.

■ Foyers APF

L'Association des Paralysés de France a créé des résidences ou *foyers de vie* qui actuellement ont en charge 165 personnes atteintes de sclérose en plaques en long séjour. Les résidences n'ayant pas été créées pour ce type de maladie, elles en hébergent un très petit nombre réparti dans chacun des foyers. En effet, la lourde charge que représente la prise en compte des problèmes urinaires spécifiques à la SEP occasionne un surcroît de travail. Voici leurs coordonnées :

13 Aubagne (Bouches-du-Rhône)
Foyer APF « A. Popineau »
Promenade Pierre-Blancard
13400 AUBAGNE

33 Bordeaux-Cauderan (Gironde)
Foyer APF Monséjour-Marly
7, place Gabriel-Fauré
33200 BORDEAUX-CAUDERAN

95 Bouffemont (Val-d'Oise)
Foyer « Louis Fiévet », « Les Hauts Champs »
2, rue George-Sand – B.P. 57
95570 BOUFFEMONT

29 Brest (Finistère-Nord)
Foyer APF « Kerlivet »
9, rue du 8-Mai-1945
29200 BREST

06 Le Cannet (Alpes-Maritimes)
Centre APF René-Labreuille
36, avenue des Mimosas
06110 LE CANNET-ROCHEVILLE

28 Chartres *(Eure-et-Loir)*
Résidence Bourgarel
38, rue des Bas-Menus
28000 CHARTRES

18 Châteauneuf-sur-Cher (Cher)
Foyer APF « Claude-Bozonnet »
18190 CHÂTEAUNEUF-SUR-CHER

77 Combs-la-Ville (Seine-et-Marne)
Foyer Résidence de Sénart
rue Pablo-Picasso – B.P. 28
77380 COMBS-LA-VILLE

38 Échirolles (Isère)
Logements-Foyers des Granges
4, allée du Languedoc
38130 ÉCHIROLLES

88 Épinal (Vosges)
Foyer APF
32, chemin de la Belle au Bois Dormant
88000 ÉPINAL

27 Évreux (Eure)
Foyer APF « François-Morel »
13, rue de la Ronde
27000 ÉVREUX

14 Fleury-sur-Orne (Calvados)
Foyer Soleil APF
1, avenue du 19-Mars-1962
14123 FLEURY-SUR-ORNE

05 Gap (Hautes-Alpes)
Résidence M. Cougourdan-A. Borel
Foyer-Résidence APF
Les Eyssagnières
05000 GAP

53 Laval (Mayenne)
Foyer APF « Thérèse Vohl »
rue Jean-de-Sèze – B.P. 907
53031 LAVAL CEDEX

76 Le Havre (Seine-Maritime)
Foyer APF du Bois de Bléville
57, avenue du Bois-de-Bléville
76620 LE HAVRE

69 Lyon (Rhône)
Foyer-Résidence de Lyon-Guerland
136, bd Yves-Farge
69007 LYON

41 Lunay (Loir-et-Cher)
CAT Foyer à vocation artisanale et culturelle « La Montellière »
Lunay
41360 SAVIGNY-SUR-BRAYE

77 Meaux (Seine-et-Marne)
Foyer APF Pierre Floucault
10, avenue de la Concorde
77100 MEAUX-BEAUVAL

34 Montblanc (Hérault)
Foyer APF, Château Saint-Pierre
Montblanc
34290 SERVIAN

31 Muret (Haute-Garonne)
Résidence « Les cascades » bd Aristide-Briand – B.P. 308
31603 MURET CEDEX

93 Pantin (Seine-Saint-Denis)
Foyer APF « Clothilde-Lamborot »
11, rue de la Liberté
93697 PANTIN CEDEX

75 Paris
Résidence APF du Maine
9-11, rue Lebouis
75014 PARIS

79 Parthenay (Deux-Sèvres)
Foyer APF « Gabrielle-Bordier »
rue du Manakara – B.P. 39
79201 PARTENAY CEDEX

35 Rennes (Ille-et-Vilaine)
Foyer APF « Guillaume d'Achon »
40, bd Charles-Péguy
35700 RENNES

12 Rignac (Aveyron)
Foyer APF
Chemin Lacassagne
12390 RIGNAC

69 Saint-Génis-Laval (Rhône)
Logements et Foyer des Basses Barolles
25, allée des Basses Barolles
69230 SAINT-GÉNIS-LAVAL

59 Saint-Pol-sur-Mer (Dunkerque) (Nord)
Foyer APF « Les Salines »
2, rue Jean-Macé
59430 SAINT-POL-SUR-MER

47 Tonneins (Lot-et-Garonne)
Foyer APF « René-Bonnet »
8, bd de la Gardolle
47400 TONNEINS

10 Troyes (Aube)
Résidence APF « André-Roche »
8, place Aristide-Maillol
10000 TROYES

■ Centres spécialisés en SEP

Ils sont gérés par des associations membres de la Ligue française contre la sclérose en plaques.

— Association Germaine REVEL —

– Centre médical Germaine Revel
69440 ST-MAURICE SUR DARGOIRE
Tél. : 04.78.81.57.50 - Fax : 04.78.81.27.05
Le centre est spécialisé dans la rééducation des patients atteints de sclérose en plaques. Il prend en charge non seulement la rééducation fonctionnelle mais la rééducation de la vessie, traite les contractures et les symptômes secondaires de la maladie et envisage de devenir un centre de réhabilitation fonctionnelle et professionnelle. 90 % des personnes hospitalisées sont atteintes de SEP.

*— Association de gestion des établissements pour la sclérose —
en plaques en Haute-Garonne (AGESEP) – 31*

– Centre Louis Donat
31220 SANA (50 lits)
Tél. : 05.61.98.80.42

– Centre Pierre Hanzel
31310 RIEUX VOLVESTRE (50 lits)
Tél. : 05.61.87.60.05

Ces deux foyers de moyens et de longs séjours accueillent les personnes atteintes de sclérose en plaques qui peuvent séjourner un mois, deux mois, trois mois, certaines personnes peuvent y rester plus longtemps en long séjour.

– Centre Hélène Borel –

Château du Liez
59283 RAIMBEAUCOURT
Tél. : 03.27.93.16.16 - Fax : 03.27.93.16.00

Ce centre comporte un foyer d'accueil pour personnes très invalides (54 lits) dont la grande majorité sont des sclérosés en plaques mais pas exclusivement, dont les séjours ne sont pas limités dans le temps, un centre de rééducation et de traitement de malades plus aigus pour une durée de moyen séjour de deux mois environ (43 lits).

Bibliographie

Le *Courrier de la Sclérose en Plaques*, bulletin coédité par la Ligue française contre la sclérose en plaques et l'APF, informe sur l'état de la recherche en France et à l'étranger, sur les traitements de la sclérose en plaques, sur le vécu des personnes atteintes, sur la vie des associations.

Les Fiches bleues font le point sur des problèmes pratiques fréquemment rencontrés dans la sclérose en plaques – la vision, la fatigue, les troubles urinaires, la grossesse, les démarches administratives... Quatre nouvelles fiches sont éditées chaque année. 25 jusqu'à maintenant. Elles correspondent aux besoins d'information des personnes jusqu'à ce jour, 400 000 exemplaires ont été tirés.

Vivre avec la SEP est une brochure destinée aux malades et aux familles (elle peut aussi intéresser les médecins), conçue et réalisée par le centre d'éducation du patient pour la communauté francophone de Belgique. Elle a été adaptée à la France avec l'accord de la Ligue belge contre la sclérose en plaques. Ce petit document complet peut aider la personne atteinte de sclérose en plaques qui vient d'apprendre son diagnostic.

Sur internet, la Ligue vous communique des informations, tenues à jour, sur l'adresse : http://www.handinews.com/lfsep.

Indiquons également quelques ouvrages traitant de la sclérose en plaques, qui sont à la disposition des personnes intéressées et peuvent être commandés au siège de la LFSEP :

– *Ce que l'on doit savoir sur la sclérose en plaques*, Société canadienne de sclérose en plaques, 18 pages, 10 francs.

– *La sclérose en plaques, mieux comprendre au quotidien,* Dr Gilles Lion et Jean-Pierre Mathé, 113 pages, Éditions Simet, 120, bd Saint-Germain – 75006 PARIS (Tél. : 01.48.24.21.60), 192 francs.

– « La vie des personnes atteintes de maladie chronique invalidante » 1990, Collection *Documents,* n° 16, CCAH (Comité national de coordination de l'action en faveur des personnes handicapées), 36, rue de Prony – 75017 PARIS. Tél. : 01.42.27.78.51, 98 pages, 65 francs.

– Revue *Réadaptation,* n° 438, mars 1997 : « Sclérose en plaques », rédaction J. Savy, 10, rue de Sèvres – 75007 PARIS. Tél. : 01.42.22.22.73, 68 pages, 46 francs.

– *Sclérose en plaques, gymnastique pour tous les jours (programme d'entraînement à domicile),* 48 pages, Société suisse de sclérose en plaques Éditeur, 40 francs.

– *Sclérose en plaques, training quotidien destiné aux patients peu mobiles et à leurs aides,* Société suisse de sclérose en plaques Éditeur, 80 pages, 60 francs.

– *Therapeutic claims in multiple sclerosis,* A. William, M.D. Sibley, 198 pages, Comité thérapeutique de l'IFMSS – deuxième édition, Demos Publication, 156, avenue, suite 1018, NEW YORK – NY 10010. Cette brochure (en anglais) analyse toutes les thérapeutiques qui ont été testées et celles qui restent à tester dans la sclérose en plaques, avec beaucoup d'objectivité et de modération. Elle intéressera en particulier les médecins, lorsqu'on leur demande un avis sur un médicament. Elle ne contient rien qui pourrait être considéré comme un conseil thérapeutique.

– *Tu connais quelqu'un qui a la sclérose en plaques,* brochure pour la famille, 28 pages, Société canadienne de la sclérose en plaques, 20 francs.

À cette liste il convient d'ajouter les publications du Fichier national des établissements sanitaires et sociaux (FINESS) à la *Documentation Française,* 31, quai Voltaire – 75007 PARIS :

– *Ateliers protégés et d'aide par le travail*, 100 francs.

– *Établissements pour enfants et adultes handicapés*, 160 francs.

Dans le même ordre d'idées, signalons les ouvrages suivants, qui concernent l'ensemble des handicapés :

– *Annuaire des droits des handicapés* (guide pratique des droits et des avantages auxquels peuvent prétendre des personnes handicapées en 1990), Association nationale des amis des handicapés physiques (ANAHP), 2, avenue Garibaldi – 21000 DIJON. Tél. : 03.80.72.10.63, 20 francs.

– *Guide pour l'emploi des handicapés dans la fonction publique*, ministère de la Fonction publique et des Réformes administratives, 32, rue de Babylone – 75007 PARIS.

– *Handicapés, quels sont vos droits ?*, Claude Lospied – APF, Éditeur Lavauzelle, 65 francs.

Le Centre national français pour la réhabilitation des handicapés (CNFRH), 236 bis, rue de Tolbiac, 75013 PARIS. Tél. : 01.53.80.66.66, 01.53.80.66.67 édite de son côté deux brochures : *Paris-Touriste quand même* (musée, bibliothèque, cinéma, théâtre, concerts, ateliers culturels) et *Province-touriste quand même* (promenade en France pour handicapés).

Enfin, le lecteur peut se reporter utilement aux ouvrages suivants :

– *Établissements hospitaliers privés*, FEHAP, 1990, 15, rue de la Rosière – 75015 PARIS. Tél. : 01.45.78.65.59, 160 francs.

– *Guide des hôpitaux de l'Assistance publique 1990*, Assistance publique, 3, avenue Victoria – 75004 PARIS.

– *Guide médical et hospitalier, 1989*, Éd. Boileau, 45, rue Saint-Charles – 75015 PARIS.

Signalons pour finir le site Internet :
Internet : http://www.handinews.com/lfsep
E.mail : LFSEP @handinews.com

Imprimé par Lightning Source France
1 avenue Gutenberg
78310 Maurepas

N° d'édition : 7381-0577-Y